Ultrassonografia
na Investigação das Lesões Musculoesqueléticas da LER/DORT

Ultrassonografia
na Investigação das Lesões Musculoesqueléticas da LER/DORT

Léa de Freitas Pereira
Professora Adjunta da Universidade Federal do Rio de Janeiro (UFRJ)
Doutorado em Radiologia pela UFRJ
Mestrado em Radiologia pela UFRJ
Médica Radiologista do Instituto de Traumato-Ortopedia (Ministério da Saúde)
Membro Titular do Colégio Brasileiro de Radiologia
Assistente Estrangeiro da Universidade de Paris VI da Faculdade *Saint Antoine*
Perita Judicial e Assistente Técnica pelo Curso de Perícia Médica Judicial do
Dr. Alexandre Martins da Sociedade Brasileira de Ortopedia e Traumatologia (SBOT)
Médica Imagiologista da Clínica de Ultra e Rádio Professora Doutora Léa de Freitas Pereira

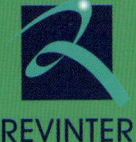

REVINTER

Ultrassonografia na Investigação das Lesões Musculoesqueléticas da LER/DORT
Copyright © 2015 by Livraria e Editora Revinter Ltda.

ISBN 978-85-372-0526-6

Todos os direitos reservados.
É expressamente proibida a reprodução
deste livro, no seu todo ou em parte,
por quaisquer meios, sem o consentimento,
por escrito, da Editora.

Contato com a autora:
clinicaprofdraleadefreitas@ig.com.br

CIP-BRASIL. CATALOGAÇÃO NA PUBLICAÇÃO
SINDICATO NACIONAL DOS EDITORES DE LIVROS, RJ

P492u

    Pereira, Léa de Freitas
        Ultrassonografia na investigação das lesões musculoesqueléticas da LER/DORT / Léa de Freitas Pereira. - 1. ed. - Rio de Janeiro : Revinter, 2015.
        il.

    Inclui bibliografia e índice
    ISBN 978-85-372-0526-6

    1. Sistema musculoesquelético. 2. Ultrassonografia. I. Título.

14-16380   CDD: 616.7
                          CDU: 616.7

A precisão das indicações, as reações adversas e as relações de dosagem para as drogas citadas nesta obra podem sofrer alterações.
Solicitamos que o leitor reveja a farmacologia dos medicamentos aqui mencionados.
A responsabilidade civil e criminal, perante terceiros e perante a Editora Revinter, sobre o conteúdo total desta obra, incluindo as ilustrações e autorizações/créditos correspondentes, é do(s) autor(es) da mesma.

Livraria e Editora REVINTER Ltda.
Rua do Matoso, 170 – Tijuca
20270-135 – Rio de Janeiro – RJ
Tel.: (21) 2563-9700 – Fax: (21) 2563-9701
livraria@revinter.com.br – www.revinter.com.br

Agradecimentos

Ao Prof. Dr. Abércio Arantes Pereira, em memória, meus mais sinceros e maiores agradecimentos pelo seu incentivo, orientação, dedicação, ensinamentos, apoio, atenção e influência na minha carreira desde a faculdade quando comecei o Curso de Técnica de Radiologia, depois no Internato, no Mestrado, no Doutorado e no Curso de especialização em Ultrassonografia e Ressonância Magnética do Sistema Musculoesquelético e Pediatria, para obter o título de Assistente Estrangeiro pela Faculdade Saint Antoine, em Paris.

Ao Prof. Dr. Paulo Miguel Pires Galvão Hemais, meu amigo, chefe, colega de trabalho, incentivador, mestre e estimulador, meus eternos agradecimentos por todo o tempo que se dedicou a me ajudar, a me ensinar e a me apoiar, mostrando e passando a sua experiência em cada caso.

À Dra. Priscila Coutinho Pinto, minha ex-residente, colega de trabalho que nos apoia perguntando, discutindo e vibrando com os exames, meus sinceros agradecimentos.

À Dra. Maria Erzsebet Katona, agradeço pela dedicação e grande colaboração na execução dos exames, particularmente de ombros, com muito empenho e atenção.

Ao Dr. Alair Sarmet Moreira, agradeço pela sua atenção, estímulo, colaboração, apoio e incentivo na realização de trabalhos científicos que desenvolvemos e pelo empenho, dedicação e sugestões para que este livro fosse editado.

À Dra. Gabrielle Agostinho Rolim Marques, sou grata pela grande colaboração na seleção, organização e escaneamento das fotos.

À Dra. Heloisa Helena de Brito Cândido, estou inteiramente agradecida pelo seu apoio e contribuição na revisão do texto, arranjos e sugestões.

À minha prima/irmã Luzia Maria de Oliveira Pralon, meus maiores agradecimentos, principalmente por ter sempre uma palavra nos momentos difíceis, pelo seu apoio total no trabalho do dia a dia com sua grande colaboração e paciência, na assistência aos clientes, pela confiança na qualidade das atividades que realizo, no reconhecimento por minha dedicação, e pela ajuda na realização de muitas pretensões pessoais.

Ao Dr. Daphnis Ferreira Souto, grande profissional da Medicina do Trabalho, muito obrigado, pela força, apoio, defesa, incentivo e pela valorização do nosso trabalho nestes 20 anos, sobretudo em LER/DORT.

À secretária Néria Vanda Silva da Cruz, a minha gratidão pela sua dedicação, colaboração, apoio e paciência, auxiliando na realização dos trabalhos diários, na montagem de aulas e artigos, e principalmente no incentivo, boa vontade, contribuições e empenho para que este livro fosse feito.

À minha prima Ana Lucia Freitas Cossenza, agradeço a sua boa vontade em elaborar quadros, tabelas, gráficos e colunas das estatísticas dos 316 casos estudados.

À secretária Ana Carla Brito da Silva, agradeço a sua ajuda nas atividades de publicações de artigos e elaboração de aulas, e, neste livro, realizando os *scanners*.

Agradeço aos clientes, colegas médicos, amigos, professores e alunos pelo reconhecimento do nosso trabalho, os elogios à nossa dedicação, esforço e empenho que temos insistido nestes 22 anos para termos uma realização de exames de qualidade com laudos completos e claros, facilitando o diagnóstico e auxiliando no tratamento, deixando uma certeza quanto à doença ocupacional ou por estímulo repetitivo e excluindo os diagnósticos diferenciais. Assim, definindo a necessidade de afastamento das atividades ou suspensão do tratamento, ajudando nas licenças médicas e ações judiciais.

Por um lado, com o incentivo, reconhecimento e divulgação, atingimos um alto índice de valorização e gratidão ao nosso trabalho junto aos ortopedistas, reumatologistas, fisiatras, clínicos, médicos do trabalho, peritos médicos ou judiciais federais, estaduais e municipais, advogados e juízes do trabalho.

À editora Revinter por aceitar publicar as nossas experiências em Sistemas Musculoesqueléticos em Radiologia, desde 1975, em Tomografia Computadorizada a partir de 1980 e em Ultrassonografia e Ressonância Magnética após 1987.

Apresentação

Viemos dedicando-nos ao estudo do Sistema Musculoesquelético desde 1975, trabalhando no Instituto Nacional de Traumatologia e Ortopedia (INTO) e, a partir de 1977, também no Hospital Universitário Clementino Fraga Filho (HUCFF) da UFRJ em Radiologia Convencional e Tomografia Computadorizada, também com Artro e Tenografias.

Em 1979, fizemos uma dissertação de Mestrado para a Faculdade de Medicina da Universidade Federal do Rio de Janeiro sobre Radiologia da Tuberculose Osteoarticular na Infância.

Depois, realizamos um estágio e um curso na Faculdade Saint Antoine, no Hospital Trousseau, Serviço do Prof. Clément Fauré, Paris, França, de 1987 a 1988, com monografia sobre Imagerie en Resonance Nucleaire Magnetique de la hanche de l`enfant, em 1989. Ainda frequentamos um Curso de Ultrassonografia Geral do Prof. A. Bonnin, no Hospital Cochin, da Universidade René Descartes, Port Royal, Paris, França, no período de novembro de 1987 a abril de 1988. E no Serviço do Prof. Palardy e Prof. Chevrot, especializado em Sistema Musculoesquelético no Hospital Cochin, em Paris, França, fizemos um Curso e Estágio, em que aprendemos Ultrassonografia e Ressonância Magnética, de abril de 1988 a agosto de 1988.

Em 1989, apresentamos tese de Doutorado em Medicina na UFRJ sobre Contribuição da Ressonância Magnética no estudo da Osteonecrose da cabeça femoral do quadril da criança, do adolescente e do adulto jovem.

Nestes últimos 25 anos, temo-nos dedicado aos estudos com Ultrassonografias e Ressonâncias Magnéticas, correlacionando e avaliando as doenças Musculoesqueléticas em crianças, adolescentes, adultos e idosos, por traumas, alterações congênitas, reumáticas, infecciosas, inflamatórias, degenerativas e tumorais. Além de desenvolver a prática e estudar os casos de LER/DORT que nos trouxeram grande experiência na identificação, controle e detecção de complicações por esforços repetitivos, ainda criamos uma rotina de estudo completa e ampla, com a finalidade de achar as alterações e excluir outras doenças que mascarem ou simulem a LER/DORT. Por isso, decidimos apresentar e escrever as nossas experiências, aproveitando um material de 2013, onde analisamos o estudo de 3 meses com 316 casos avaliados, que demonstrou as principais alterações observadas clinicamente e por Ultrassonografias e associações a outras doenças clínicas e psiquiátricas agravando as lesões do Sistema Musculoesquelético.

Temos contribuído ensinando em Cursos, Reuniões, Rodadas, Jornadas e Congressos de Radiologia e Ultrassonografia, Ortopedia e Traumatologia, Reumatologia, Fisiatria e Medicina do Trabalho, por solicitação das Sociedades e Colégios Brasileiros.

Ainda procuramos nos manter atualizados, participando de Cursos, Jornadas e Congressos Nacionais e Internacionais.

Na Clínica de Ultrassonografia e Radiologia Léa de Freitas Pereira, montada há 22 anos, realizam-se constantemente exames de Ultrassonografia do Sistema Musculoesquelético para diagnósticos, exclusões diagnósticas, diagnósticos diferenciais, controles de tratamentos ou orientação para mudança de condutas, admissionais de empregos, determinação de afastamentos de atividades ocupacionais ou de atividades físicas ou de lazer e até de suspensão de demissões de trabalhos.

Nossa experiência permitiu preparar profissionais na área e organizar uma equipe capacitada para executar exames de Ultrassonografia do Sistema Músculoesquelético, o que vem sendo reconhecido no meio médico.

Tendo-se hoje uma clientela interessada nos exames de Ultrassonografias, elaboração de artigos, aulas, seminários, mesas redondas e até chegarmos à preparação de um livro sobre Ultrassonografia na Pesquisa do Diagnóstico da LER/DORT (Lesão por Esforço Repetitivo/Distúrbio Osteomuscular Relacionado ao Trabalho), constituída por Médicos-Radiologistas, Ultrassonografistas, Imageologistas, Ortopedistas e Traumatologistas, Reumatologistas, Fisiatras, Médicos-Acupunturistas, Médicos do Trabalho, Médicos-Peritos, Paramédicos (Fisioterapeutas, Osteopatas, de Medicina Alternativa ou outras) e ainda da área da Justiça: Advogados, Juízes do Trabalho, Defensores Públicos ou Procuradores de Justiça.

Desta forma, estaremos publicando o 1º livro de ULTRASSONOGRAFIA NA INVESTIGAÇÃO DAS LESÕES MUSCULOESQUELÉTICAS DA LER/DORT.

Prefácio

A ULTRASSONOGRAFIA é um método de natureza acústica que vem sendo aplicado desde 1982, principalmente na Europa, fazendo diagnóstico das lesões do Sistema Musculoesquelético de forma rápida, eficiente e inócua, com baixo custo e excelente resultado.

É um exame complementar que auxilia na solução da maioria dos casos, sem necessidade de sedação ou anestesia, ou, ainda, o uso de meio de contraste venoso, e evita a exposição do paciente a equipamentos que podem causar claustrofobia.

A Ultrassonografia logo diagnostica ou descarta se há alteração, ajuda na diferenciação com outras patologias e orienta a escolha do tratamento, mas, principalmente, auxilia nos controles e respostas terapêuticos, em altas de tratamentos e determina o retorno às atividades profissionais.

É ainda pouco difundida na descoberta e avaliação de casos nos exames admissionais, periódicos e demissionais nas empresas orientando sobre atividades que podem ser exercidas pela pessoa, como determina a legislação trabalhista.

É preciso um equipamento ultrassonográfico de alta frequência e de alta resolução, de médico com experiência nas doenças musculoesqueléticas, bom conhecimento anatômico e ter uma metodologia de estudo. Fatores estes que ainda fazem carente a especialização e ainda estão em desenvolvimento no meio médico, dificultando o diagnóstico, retardando o tratamento e a generalização do conhecimento da interpretação da **metodologia de Ultrassonografia.**

Hoje, há poucos profissionais nesta especialidade auxiliar, tendo-se como destaque a Profa. Dra. Léa de Freitas e sua Equipe, não só por ser a pioneira na realização de Ultrassonografias e Ressonâncias Magnéticas em Musculoesquelético, após seus cursos feitos em Paris e a bagagem de conhecimentos trazidos da prática diária no Hospital Universitário da UFRJ e do antigo Hospital de Traumato-Ortopedia atualmente o INTO.

Nos 20 anos que a conheço, a Dra. Léa vem desenvolvendo um grande trabalho técnico-científico, reconhecido, de valor no meio médico, pela Sociedade de Radiologia do Rio de Janeiro, Colégio Brasileiro de Radiologia e pela Câmara Técnica de Radiologia do CREMERJ.

E, agora, finalmente resolveu, estimulada por seus colegas médicos, passar a sua experiência, deixando um primoroso trabalho que muito contribuirá para definir, orientar, ajudar a tirar dúvidas nas lesões por esforço repetitivo e nas doenças ocupacionais originadas por condições adversas do trabalho.

Daphnis Ferreira Souto
Médico pela Faculdade Nacional de
Medicina da Universidade do Brasil – UFRJ
Médico-Sanitarista (Saúde Pública) – D.N.S. e de
Medicina do Trabalho (MTeE)
Degree of Master of Public Health and Occupational Medicine –
University of California (Berkeley), USA
Medicina do Trabalho – Vigilância e Educação Sanitária –
Participação com a Segurança no Trabalho no
Combate e Prevenção aos Acidentes
Chefe da Consultoria Médica da Petrobrás (por 27 anos)

Abreviaturas

LER	– Lesão por Esforço Repetitivo
DORT	– Distúrbio Osteomuscular Relacionado ao Trabalho
INTO	– Instituto Nacional de Traumatologia e Ortopedia
HUCFF	– Hospital Universitário Clementino Fraga Filho
UFRJ	– Universidade Federal do Rio de Janeiro
US	– Ultrassonografia
ECO	– Ecografia
RM	– Ressonância Magnética
RX	– Radiologia Convencional
ENMG	– Eletroneuromiografia
ARTRO-TC	– Artrotomografia Computadorizada
ARTRO-RM	– Artrorressonância Magnética
TCSC	– Tecido celular subcutâneo
TCG	– Tumor de células gigantes
MSD	– Membro superior direito
MSE	– Membro superior esquerdo
MMSS	– Membros superiores
MMII	– Membros inferiores
RPG	– Reeducação postural

Sumário

Pranchas em Cores xvii

1 INTRODUÇÃO ÀS LESÕES POR ESFORÇOS REPETITIVOS (LER) OU DISTÚRBIOS OSTEOMUSCULARES RELACIONADOS AO TRABALHO (DORT), 1
    Objetivos do Texto 6
    Regiões mais Acometidas dos Membros Superiores e Principais Lesões ... 7
    Regiões mais Acometidas dos Membros Inferiores e Principais Lesões ... 8
    Síndromes 9
    Principais Complicações 10
    Bibliografia 10

2 CONCEITUAÇÃO, 13
    Definições das Imagens Básicas da US 14
    Principais Alterações Encontradas na US e Terminologia Atual 18
        Tendões 18
        Sinóvias 24
        Bursas 26
        Capsulites 27
        Enteses 27
        Retináculos 27
        Polias 28
        Placas volares 28
        Labros do ombro ou do quadril 28
        Músculos 29
        Fáscias 29
        Neuropatias 29
        Nódulos: císticos ou sólidos 30
        Lesão de pele 33
    Aspectos Ultrassonográficos das Lesões Agudas, Subagudas e Crônicas ... 33
    Bibliografia 34

3 MÉTODOS DIAGNÓSTICOS POR IMAGENS, 37
    Ultrassonografia (Ecografia) 37
    Doppler Colorido e *Power* Doppler 38
    Radiografias 39

Tomografia Computadorizada 39
Cintilografia. 40
Ressonância Magnética 41
Bibliografia. 42

4 LER/DORT EM MEMBRO SUPERIOR, 43
Cintura Escapular, Ombro e Braço. 44
    Manguito rotador. 44
        Tendinopatias e tendinoses 44
        Rupturas 46
    Tendão do bíceps braquial 49
    Tendão do tríceps. 52
    Síndrome de impacto 53
    Derrames articulares. 53
    Bursites 53
    Lesões labrais 53
    Capsulites 55
    Alterações de cartilagens 55
    Superfícies ósseas ou corticais ósseas. 55
    Articulações 56
    Neuropatias 57
    Iatrogenias 58
    Miosites 58
    Nódulos císticos ou sólidos 58
Cotovelo e Antebraço. 62
    Epicondilites 62
    Derrame articular e sinovite 63
    Tendão do bíceps braquial distal 63
    Tendão do tríceps. 64
    Bursite 64
    Miosite. 66
    Rupturas musculares 66
    Articulações 66
    Fraturas/luxações 67
    Nódulos ou pseudonódulos 68
    Neuropatias 68
    Lesões ligamentares 69
    Alterações do retináculo 69
Punho 69
    Tenossinovites ou peritendinites 70
    Paratendinites 72
    Tendinopatias e tendinoses. 73
    Sinovites 73
    Nódulos ou pseudonódulos 73
    Rupturas 73

Lesão ligamentar	73
Lesão de retináculo	75
Fraturas/luxações	75
Articulações	75
Neuropatias	75
Corpos estranhos	76
Iatrogenias	76
Mão	76
Tenossinovite	77
Tendinopatia ou tendinose	78
Rupturas tendíneas	78
Sinovites	78
Lesões ligamentares	79
Articulações	79
Fraturas/luxações	79
Polias	80
Placa volar	80
Lesões nodulares	81
Calcificações	82
Corpos estranhos	83
Bibliografia	83

5 LER/DORT EM MEMBRO INFERIOR, 85

Quadril, Coxa, Regiões Inguinais, Ilíacas, Pubianas e Glúteas	86
Derrame articular e sinovite	86
Bursites	86
Tendinopatias/tendinoses	87
Entesopatias	88
Alterações do trato ou banda iliotibial (fáscia lata)	90
Rupturas	92
Alteração cartilaginosa	93
Articulação	94
Lesões ósseas	94
Pseudonódulos, nódulos sólidos ou císticos	94
Lesão de labro	96
Neuropatias	96
Joelho e Perna (Panturrilha)	96
Tendinopatias ou tendinoses	96
Derrames articulares ou sinovites	97
Bursites	98
Entesopatias	100
Nódulos císticos ou sólidos	100
Meniscos	100
Rupturas	101
Ligamentos	104

Retináculos 105
Alterações cartilaginosas, articulares e ósseas 105
Neuropatias 106
Corpos estranhos 106
Tornozelo/Pé 106
Derrames articulares ou sinovites 107
Tendinopatias/tendinoses......................... 107
Paratendinites 110
Entesopatias.................................. 112
Peritendinites ou tenossinovites 112
Rupturas 112
Bursites 114
Nódulos sólidos ou císticos ou pseudonódulos 114
Luxações, subluxações articulares ou de tendões 117
Lesões ósseas 118
Fraturas ocultas ou por estresse...................... 118
Osteonecrose avascular de Freiberg 119
Osteofitoses 119
Sesamoidites 119
Doença de Haglung.............................. 119
Artropatias................................... 120
Fáscia plantar................................. 120
Corpos estranhos 121
Síndrome *sinus* tarsal 121
Síndrome do túnel do tarso 122
Bibliografia....................................... 122

6 MATERIAL E MÉTODOS – ESTUDO DE 316 CASOS EM MEMBROS SUPERIORES, 125
Dados Estatísticos 125
Regiões mais Afetadas 128
Incidências e Tipos de Tratamentos Empregados................. 134

7 ASPECTOS CLÍNICOS, FÍSICOS E DE IMAGENS, 139
Importância dos Métodos de Imagem na Identificação da LER/DORT 139
Regiões Afetadas – Avaliação Clínica, Física e Tratamento........... 140
Considerações Finais 143
Bibliografia.................................... 145

Índice Remissivo 147

PRANCHAS EM CORES

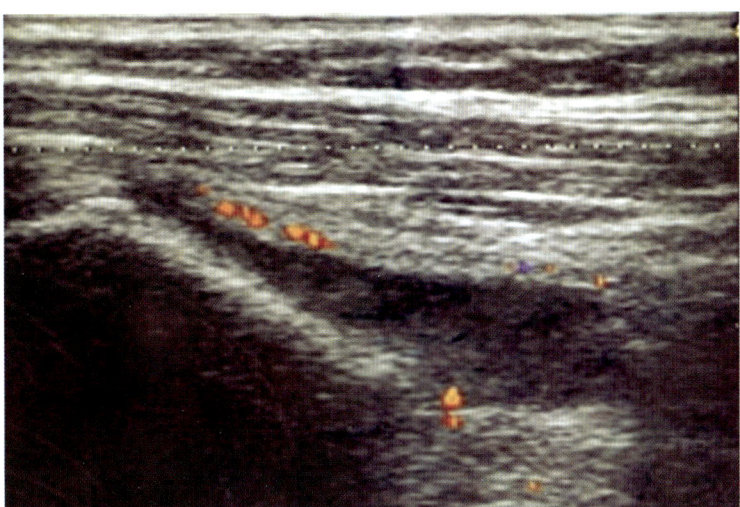

Fig. 2-11.

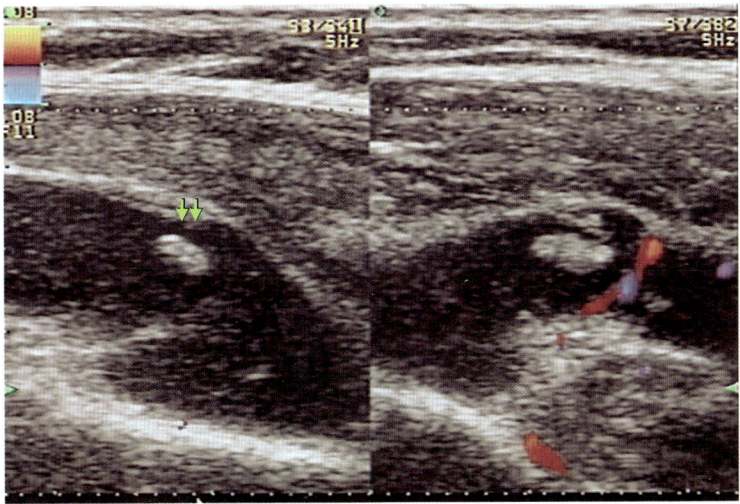

Fig. 4-12.

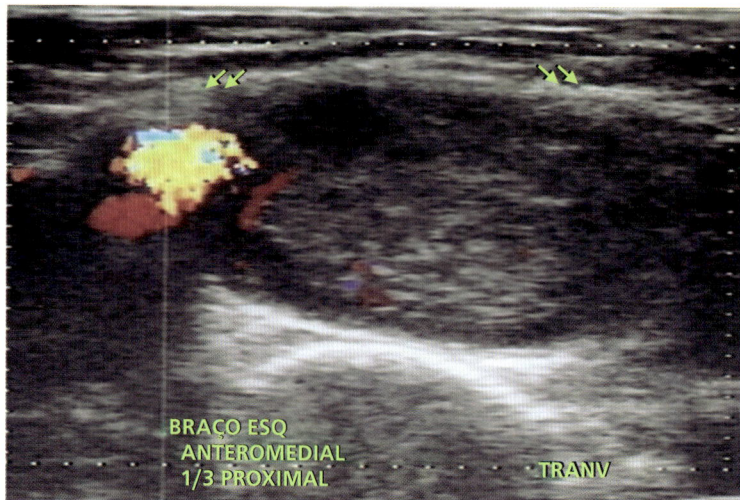

Fig. 4-26.

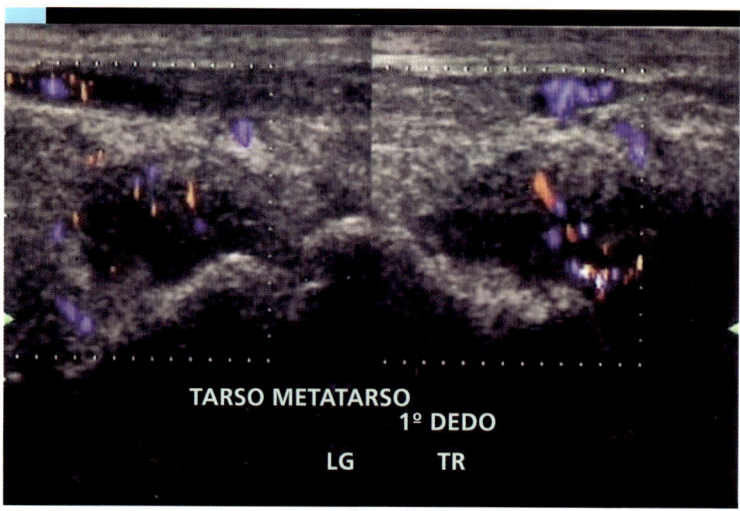

Fig. 5-32.

Ultrassonografia
na Investigação das Lesões Musculoesqueléticas da LER/DORT

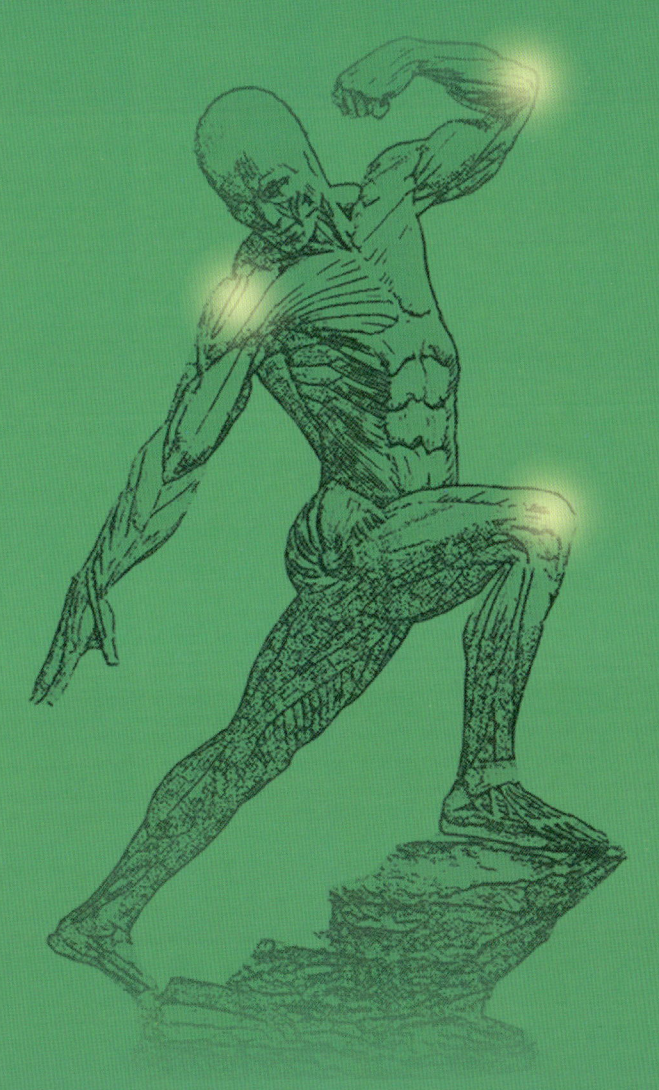

CAPÍTULO 1
Introdução às Lesões por Esforços Repetitivos (LER) ou Distúrbios Osteomusculares Relacionados ao Trabalho (DORT)

As Lesões por Esforços Repetitivos (LER) ou Distúrbios Osteomusculares Relacionados ao Trabalho (DORT) são, por definição, um fenômeno relacionado com o trabalho e têm grande importância e impacto social e econômico nos dias de hoje.

São danos decorrentes da utilização excessiva, imposta ao sistema musculoesquelético, e da falta de tempo para recuperação.

Caracterizam-se pela ocorrência de vários sintomas concomitantes ou não, de aparecimento insidioso, geralmente nos membros superiores, como dor, parestesia, sensação de peso e fadiga. Abrangem quadros clínicos do sistema musculoesquelético adquiridos pelo trabalhador submetido a determinadas condições de trabalho. Entidades neuro-ortopédicas definidas como tenossinovites, sinovites, compressões de nervos periféricos podem ser identificadas ou não. É comum a ocorrência de mais de uma dessas entidades nosológicas e a concomitância com quadros inespecíficos, como a síndrome miofascial. Frequentemente, são causas de incapacidade laboral temporária ou permanente.

A alta prevalência das LER/DORT tem sido explicada por transformações do trabalho e das empresas, cuja organização tem-se caracterizado pelo estabelecimento de metas e produtividade, considerando suas necessidades, particularmente de qualidade dos produtos e serviços e aumento da competitividade de mercado, sem levar em conta os trabalhadores e seus limites físicos e psicossociais.

Entre os vários países que viveram epidemias de LER/DORT estão a Inglaterra, os países escandinavos, o Japão, os Estados Unidos, a Austrália e o Brasil. A evolução das epidemias nesses países foi variada e, alguns deles continuam ainda com problemas significativos, dentre os quais o Brasil.

Os custos estimados associados aos dias perdidos e benefícios previdenciários relacionados com os distúrbios osteomusculares decorrentes de lesões por esforços repetitivos têm atingido uma taxa, nos EUA, de US $ 13 bilhões a US $ 20 bilhões anuais.

Este é um grave problema de saúde em todo o mundo, que tem estimulado um debate considerável sobre as relações causais entre tais distúrbios e fatores de risco no ambiente de trabalho.

O Ministério da Saúde brasileiro, através da Área Técnica de Saúde do Trabalhador, vinculada ao Departamento de Ações Programáticas Estratégicas da Secretaria de Atenção à Saúde, publicou, em fevereiro de 2006, um Protocolo de atenção integral à Saúde do Trabalhador de Complexidade Diferenciada referente a LER/DORT.

As doenças relacionadas com o trabalho têm implicações legais que atingem a vida dos pacientes. O seu reconhecimento é regido por normas e legislação, conforme a finalidade. A Portaria GM 777, do Ministério da Saúde, de 28 de abril de 2004, tornou de notificação compulsória vários agravos relacionados com o trabalho, entre os quais LER/DORT.

A investigação do sistema musculoesquelético até 1980 era baseada apenas em radiologia convencional, tomografia linear e tomografia computadorizada, complementadas com artrografias ou tenografias. Depois de 1984, surgiram os primeiros trabalhos de ultrassonografia (US) e, a partir de 1986, os de ressonância magnética (RM).

Atualmente, vem, se empregando mais a US, às vezes com *power* Doppler e Doppler colorido, que a RM nas investigações das partes moles: pele, fáscias aponeuróticas, músculos, tendões e suas bainhas, ligamentos, sinóvias e nervos.

A US, por sempre estar se aprimorando, é cada vez mais utilizada, principalmente pelo avanço da tecnologia das sondas (transdutores) lineares multifrequenciais de alta frequência e de alta resolução, permitindo o estudo de pequenas estruturas com grandes detalhes. Na Europa, é feita somente por médicos e preferida para estudos de músculos e tendões, deixando a ressonância em segundo plano e para determinadas patologias. Nos EUA, as ultrassonografias são realizadas por técnicos, havendo, então, uma preferência dos exames de ressonâncias magnéticas.

Trata-se de exame de baixo custo, sem radiação ionizante que dispensa sedação ou anestesia, não sendo necessário uso de injeção de meio de contraste.

É um método que tem um campo pequeno de avaliação dependendo do tamanho do transdutor, (4 a 6 cm), mas se pode fazer composição das imagens e em aparelhos mais modernos, já se dispõe de imagem alongada diretamente e até reconstruções.

Os autores relatam suas experiências em 22 anos com clientes portadores de LER/DORT, tendo sido realizados mais de 46.800 exames pela equipe.

Citam as incidências quanto ao sexo, à faixa etária, a clínica, os tipos de lesões, as localizações, as recorrências, as complicações e as associações com outras doenças.

Demonstram os significados e as formas de apresentações das lesões, definem as agudas e as crônicas, e explicam os sinais de atividades de doenças. Orientam quando e por que fazer controles ultrassonográficos.

A US (ecografia) é o melhor meio de investigação clínica das partes moles, principalmente para tendões porque detecta a existência de lesões, caracterizando-as e pode definir se é um processo agudo ou crônico. Também auxilia na escolha do tratamento clínico ou cirúrgico e ajuda no controle terapêutico. Identifica as principais complicações: síndrome do túnel do carpo, do canal de Guyon ou do túnel cubital, atrofias ou hipotrofias, rupturas tendíneas, ligamentares, meniscais ou musculares e nódulos císticos ou sólidos. Avalia as recidivas e permite com os dados laboratoriais e clínicos fazer diagnósticos diferenciais com doenças reumáticas, traumáticas degenerativas, autoimune, de depósitos, por excesso de uso, iatrogênicas e outras.

O *power* Doppler e o Doppler colorido detectam e determinam o grau de comprometimento ou de atividade das alterações.

Mostram as vantagens e as limitações de outros métodos de imagens: radiografias, tomografias computadorizadas, ressonâncias magnéticas e cintilografias.

Citam síndromes associadas e os principais diagnósticos diferenciais.

Relatam a importância do profissional ter conhecimento anatômico e dos recursos do equipamento, rotina de exame e experiências nas doenças do sistema musculoesquelético para diagnósticos diferenciais e para evitar exames falsos negativos atrapalhando e retardando os tratamentos.

Informam e definem a nova nomenclatura usada a partir de 1993 na Europa e a partir de 2003 no Brasil, ao invés do antigo termo tendinite.

As lesões predominam no membro superior dominante, mas podem ser encontradas no lado contralateral, quando são mais usadas para poupar as regiões mais afetadas do lado dominante e, às vezes, o contralateral até é mais afetado por ter menor força muscular de resistência.

A maioria dos casos ocorre em mulheres entre 35 a 52 anos, brancas e pardas com manifestações de leves a graves, sobretudo no membro superior direito.

Na busca de informações literárias sobre a US na investigação de LER/DORT, encontramos citações em poucos livros e alguns artigos de determinadas regiões, sempre lesões em membros superiores. Apenas o autor Renato A. Sernik, no seu livro de Ultrassonografia do Sistema Musculoesquelético, tem um capítulo (9) de DORT, onde faz uma ampla abordagem, mas também referente às alterações de membros superiores. Quanto às lesões de membros inferiores nada foi encontrado. Assim, resolvemos a fazer um livro de US que explicasse as formas de lesões tanto em membros superiores como em membros inferiores.

A **US** com o desenvolvimento tecnológico dos equipamentos a partir de 1990 vem auxiliando muito na identificação e no diagnóstico das lesões por esforço repetitivo.

Em 2000, surgiram no Brasil aparelhos com maior evolução das sondas (transdutores) lineares, multifrequenciais de alta frequência e alta resolução de 7 a 12 MHz, e, depois de 2008, sondas de até 18 MHz, facilitando o estudo das partes moles com melhor demonstração das estruturas anatômicas superficiais e das suas alterações.

Houve também a introdução da Harmônica, recurso técnico que retira artefatos, ajudando na análise dos contornos, limites e densidade dos tendões, das cápsulas, dos ligamentos, de fáscias, de cistos, de coleções e na eliminação de debris (elementos flutuantes) das lesões líquidas, dando melhor definição estrutural.

A US por ser inócua, de baixo custo, de fácil acesso, bem aceita e o único método que permite o estudo dinâmico, vem facilitando a sua utilização como rotina para avaliar as partes moles e articulações, associada ao exame **radiológico (RX)** para análise dos ossos. Assim, resolvendo entre 95 a 97% dos casos, deixando a **RM** para uma complementação em indicações mais precisas como suspeita de pequenas rupturas tendíneas, ligamentares, de fáscias ou musculares, pequenas bursites, sinovites e derrames articulares, lesões de labros ou meniscos e para pesquisa de edema, necrose óssea, alterações osteocondrais ou ósseas.

No estudo das doenças musculoesqueléticas, a US tem contribuído muito para o diagnóstico, o acompanhamento e o tratamento, particularmente na **LER/DORT**.

A US se tornou difícil por ter poucos profissionais que realizem estes exames e escassez de médicos experientes na área, que, às vezes, interpretam artefatos dando falsos diagnósticos. A US é um método operador dependente, equipamento dependente e paciente dependente. Ou seja: um exame ultrassonográfico realizado por um profissional não adequadamente treinado, sobretudo no diagnóstico de lesões LER/DORT pode ocasionar erros diagnósticos, ou resultados falso-negativos. Isto tem grande importância a ponto de que no Protocolo do Ministério da Saúde referente a LER/DORT este método acaba sendo pouco valorizado, apesar de ser um importante exame na avaliação dos tendões, sinóvias, ligamentos, bursas, músculos e cartilagens, tanto em fase aguda como na crônica e de baixo custo com relação, por exemplo, com a RM.

A **RM** em virtude de seu alto custo, baixa disponibilidade ainda hoje no Brasil, sobretudo para atendimento da população atendida pela rede pública de saúde, e apesar de sua alta sensibilidade para lesões do sistema musculoesquelético, acaba por ser pouco aplicada em pacientes com LER/DORT e, muitas das vezes, não consegue dar sinal pela presença de proliferações e hipertrofias sinoviais, fibroses e depósitos de cálcio nos processos crônicos, particularmente as máquinas de 0,5 Tesla e nos equipamentos abertos de 0,2 a 0,3 Teslas.

A orientação da escolha ou a mudança do tratamento é baseada nos achados ultrassonográficos, quando não há resposta ou efeito satisfatório. A US é também capaz de identificar desde as mais simples complicações como sinovites, tenossinovites, paratendinites, rupturas parciais tendíneas ou ligamentares até as mais complexas como rupturas completas, avulsões osteocondrais e alterações degenerativas cartilaginosas e ósseas por esforços repetitivos.

A limitação da US está, principalmente, relacionada com o desconhecimento técnico da aparelhagem, a falta de domínio da anatomia da região a ser examinada, o despreparo quanto as doenças musculoesqueléticas para fazer o diagnóstico diferencial e a ausência de informações clínicas.

A partir de 1990, surgiram novas técnicas para estudo do fluxo vascular arterial e venoso por **Doppler** colorido (avaliação do fluxo contínuo com determinação da velocidade e da resistência) e por *power* **Doppler** (fluxo pulsátil superficial), que vêm sendo usadas para identificação de compressões ou estenoses de vasos, rupturas tendíneas, ligamentares ou musculares, processos infecciosos ou inflamatórios em atividades e caracterização de nódulos ou de coleções líquidas.

Temos utilizado, divulgado e desenvolvido a técnica de Ultrassonografia em Sistema Musculoesquelético há 25 anos entre o INTO (Instituto Nacional de Traumato-Ortopedia, RJ), o Hospital Universitário Clementino Fraga Filho da UFRJ, a Sociedade de Radiologia do Rio de Janeiro e na Clínica de Ultra e Radio Profa. Dra. Léa de Freitas.

Ocorreu aumento progressivo de casos de lesões por movimentos repetitivos, a partir de 1995 em diversas áreas profissionais (bancários, montadores, carregadores, digitadores, operadores de telemarketing, motoristas, médicos, dentistas, jornalistas, *designers*, professores, músicos, artistas plásticos, artesãos, empacotadores, cabelereiros, manicures, cozinheiros, faxineiros, seguranças, soldados, paraquedistas, carteiros, motoristas profissionais, carpinteiros, pintores e outros), em desportistas (tênis, vôlei, basquete, ping-pong, frescobol e handebol) e até com divertimentos (vídeo-games, outros jogos em computadores etc.). Deve-se levar em conta também outras ocorrências consideradas como **DORT**: subluxações, fraturas e fratura/luxações por quedas durante o percurso para o trabalho ou acidentes no transporte, em ambiente da própria empresa ou outra instituição que esteja executando a atividade.

Na nossa experiência, houve um incremento maior de casos a partir de 1998, não só pelo maior número de casos clínicos, mas também pela divulgação da **US** como método de confirmação diagnóstica entre Ortopedistas, Reumatologistas, Fisiatras, Médicos do Trabalho, Peritos e outros especialistas.

Hoje não se pode mais aceitar que só apresentam tendinopatias ou tendinoses em ombros e em cotovelos (antigas tendinites) apenas jogadores de tênis ou de golfe, e em punhos em mulheres pela dupla jornada com os serviços domésticos, conceito extremamente errado deixado de ser aplicado há mais de 24 anos, e verificado que mais 85% são por microtraumas repetitivos em atividades profissionais de diversos tipos. Fato este que ainda se tem observado em exames médicos periódicos de empresas, avaliações de perícias municipais, estaduais, federais e judiciais. Isso ocorre com certa frequência, sobretudo por falta de informações clínicas e desconhecimento dos meios diagnósticos atuais e da incidência que vem aumentando, por causa da sobrecarga de trabalhos, excesso de horas trabalhadas, mobiliários inadequados e falta de resistências ou de forças musculares (teorias de alimentação, prejudicada pela falta de exercícios e aumento de estresse). Ainda não há controle adequado das empresas e de instituições governamentais, que evitariam e reduziriam o número de casos de **DORT**.

Em 1999, começaram estudos anatomofisiológicos dos tendões, verificando que não havia inflamações nas fibras tendíneas, apenas degeneração. Foram encontradas lesões inflamatórias apenas nos peritendões (bainhas) e nos paratendões, por isso abandonaram o termo tendinite e passaram a usar uma nova nomenclatura que abordaremos no capítulo de Conceituação.

É válido relembrar que, nos movimentos repetitivos, há microtraumas que causam degeneração, ruptura, peritendinite, paratendinite, bursite, sinovite, derrame articular, edema periarticular ou para-articular, muscular ou de pele, na fase aguda.

Já, na fase crônica, o microtrauma pode atingir o tendão intrasubstancialmente, apresentando rupturas parciais ou completas, fibroses e depósitos de cálcio.

☐ OBJETIVOS DO TEXTO

- Mencionar e conceituar a nomenclatura utilizada atualmente.
- Explicar a terminologia das descrições dos laudos da US.
- Mostrar as formas de apresentações das alterações do sistema musculoesquelético na US.
- Auxiliar a reconhecer as lesões na US e seus significados clinicopatológicos.
- Ensinar a valorização dos métodos de imagens, suas vantagens e limitações.
- Demonstrar quando deve e por que fazer o controle de tratamento.
- Fazer revisões pós-operatórias para informar as restaurações ou complicações.
- Definir sinais de progressão de doença e de resolução.

- Demonstrar quando aplicar o Doppler colorido e o *power* Doppler.
- Orientar que tipos de complicações podem ocorrer e as recidivas de lesões.
- Colocar a US como primeiro e o melhor exame para estudo de tendões.
- Relembrar a importância do exame de US ser realizado por profissional especializado.
- Contribuir com a literatura brasileira.

☐ REGIÕES MAIS ACOMETIDAS DOS MEMBROS SUPERIORES E PRINCIPAIS LESÕES

- *Ombro direito e esquerdo:* mais frequente à direita com tendinopatias crônicas fibróticas do bíceps braquial proximal, supraespinal lateralmente e subescapular; tendinose do supraespinal anteriormente; tenossinovite do cabo longo do bíceps; bursite subdeltoide-subacromial e rupturas do supraespinal e do subescapular. Menos comuns são as tendinopatias calcáreas no supraespinal e raras no infraespinal. Em outras anormalidades como bursites, derrames articulares, alterações degenerativas de cartilagens da cabeça umeral e sinovites ou artroses acromioclaviculares são também achadas. Ainda, são encontradas lesões expansivas associadas como: cisto articular ou para-articular gleno-umeral ou acromioclavicular, fibroma ou lipoma no tecido celular subcutâneo ou muscular no deltoide, na fossa supraclavicular e na região escapular.
- *Braço direito e esquerdo:* são menos comuns, ocorrendo, em geral no membro dominante. As tenossinovites do bíceps braquial proximal são as ocorrências maiores e menos frequentes. Verificamos as rupturas miotendíneas do bíceps braquial no terço médio proximal. Clinicamente se tem dores, restrição de movimentos e inchaços, e, nas rupturas, há prevalência de muita dor, edema e hematomas.
- *Cotovelo direito e esquerdo:* mais evidente no lado direito, pelo fato da maioria da população ser destra, geralmente, é tendinose do extensor carpo-radial breve no epicôndilo lateral, e/ou, às vezes, associada à tendinose do flexor comum dos dedos no epicôndilo medial. Menos incidente é a tendinose ou tendinopatia calcárea do tríceps, derrame articular, bursite subcutânea olecraneana e sinovites antero ou posteromedial ou posterolateral. As lesões nodulares, como císticas para-articulares e articulares são vistas relativamente, enquanto que as sólidas do tipo fibromas e lipomas muito menos encontradas. Instabilidade, subluxação ou luxação do nervo ulnar por hipertrofia do tendão do tríceps também não são comuns.
- *Antebraço direito e esquerdo:* a maior incidência é à direita e mais frequentes são: a tenossinovite de flexor palmar longo, a paratendinite do flexor carpoulnar e a síndrome da intersecção do antebraço que afeta o abdutor longo do polegar e os extensores carporradiais longo e breve. Lesões nodulares são pouco co-

muns, dos tipos císticas ou sólidas como fibromas e lipomas. Devemos ressaltar que a fibrose da cabeça do músculo supinador comprimindo o nervo radial, dando edema e atrofia, citada na literatura é rara.

- *Punho direito e esquerdo:* frequentemente o lado direito é mais afetado, mais uma vez por se ter maior número de pessoas destras, e o esquerdo também pode ser muito lesionado quando se começa a poupar o lado direito. As tenossinovites De Quervain (extensor breve do polegar e abdutor do polegar), dos extensores dos dedos do 2º ao 5º dedos, do extensor carpoulnar, dos flexores carporradiais longo e breve e do flexor palmar longo, e a paratendinite do flexor carpoulnar são as alterações mais encontradas. Em algumas ocasiões, são observadas sinovites articulares, mais dorsais que volares. As lesões nodulares císticas articulares, para-articulares ou de bainhas de tendões são bastante frequentes nas regiões dorsais no nível do escafoide e em menor número nas regiões volares. Menos comuns são os nódulos sólidos do tipo lipomas, fibromas, angiolipomas ou hemangiomas. Ainda pode ser visto em menores vezes a síndrome da peritendinite (tenossinovite) crepitante do abdutor longo do polegar, que é uma lesão do tipo crônica. O edema de tecido celular subcutâneo ou muscular por microtraumas repetitivos ou em pós-operatório é também encontrado. Compressão do nervo mediano com edema e espessamento, causando síndrome do túnel do carpo, que também pode ser detectada pela US nos casos mais comprometidos e são achados entorno de 1/8 dos examinados, talvez correspondendo de 7 a 12%.
- *Mão direita e esquerda:* geralmente, o lado direito é mais acometido, com tenossinovites de flexores superficiais e/ou profundos dos 3º e 4º dedos nos metacarpos, produzindo gatilho (dificuldade de extensão de dedos com ressalto) e na região tenar no flexor longo do polegar, também no metacarpo. Sinovites metacarpofalangianas e interfalangianas proximais, por vezes são identificadas, com evidência no 2º e 3º dedos. Edemas periarticulares são poucos achados. Alterações de polias são raras e podem ocorrer por tenossinovites ou tendinopatias antigas. Os cistos articulares ou para-articulares, de bainhas de tendões ou de ligamentares volares ou dorsais são relativamente frequentes, enquanto que os nódulos sólidos como: fibroma, lipoma, tumor glômico, tumor de células gigantes de bainha de tendão ou ósseo ocorrem raramente. A fibromatose de fáscia palmar é muito pouco comum.

REGIÕES MAIS ACOMETIDAS DOS MEMBROS INFERIORES E PRINCIPAIS LESÕES

- *Quadril direito e esquerdo:* mais comuns são as tendinopatias do reto femoral, bíceps femoral, do iliopsoas e do glúteo médio e mínimo, e entesopatias do glúteo máximo. Algumas vezes, encontramos a bursite trocanteriana ou do iliopsoas e menos comuns são as sinovites coxofemorais.

- *Coxa direita e esquerda:* tendinopatias, tendinoses, entesopatias, miosites e rupturas são pouco comuns nos movimentos repetitivos. Apresentam-se com dores, edemas e limitações funcionais. As alterações em geral estão no quadril ou no joelho. Os nódulos císticos, granulomatosos ou sólidos podem estar associados, além de hematomas, seromas, abscessos e corpos estranhos.
- *Joelho direito e esquerdo:* tendinose do patelar e tendinopatia calcárea de inserção do quadríceps ou entesopatia. Derrame articular e bursite são achados também frequentes. As lesões meniscais apresentam nem tanta incidência. Cistos poplíteos são comuns, principalmente de Baker e lipomas podem também ser achados.
- *Perna ou panturrilha:* as rupturas com edema, hematomas, granulomas ou corpos estranhos são outras alterações por vezes identificadas em decorrência de traumas diretos em atividade funcional ou no percurso para o trabalho. As tendinoses ou tendinopatias crônicas de Aquiles oriundas por LER/DORT são mais frequentes. Também deve-se lembrar das lesões císticas, nodulares e pseudonodulares que podem estar associadas.
- *Tornozelo direito e esquerdo:* tendinopatia fibrótica ou calcárea na inserção do Aquiles ou tendinose do Aquiles são comuns. Frequentes são as tenossinovites do tibial posterior e dos fibulares. A incidência de bursites são menores tanto retrocalcânea como subaquileal. Ocasionalmente, observam-se sinovites tibiotalar, talocalcânea ou fibulotalar. Cistos, lipomas e xantomas são relatados. Entesofitos em tendão de Aquiles também podem ser vistos.
- *Pé direito e esquerdo:* algumas vezes, encontramos tenossinovites de extensores dos dedos ou do extensor ou do flexor longo do hálux. O esporão calcâneo plantar e a fasciite também podem ser observadas. Eventualmente, são encontradas sinovites metatarsofalangianas dorsais do 1º e 2º pododáctilos e calcânea cuboide. As lesões nodulares mais descritas são os cistos ganglions e fibromas. Bem menos comuns são os neuromas e fibromatose plantar.

☐ SÍNDROMES

Há descrições de lesões que podem mascarar o diagnóstico **LER/DORT** e que, algumas vezes, estão associadas, podendo confundir o diagnóstico, por isso é fundamental a investigação por US, pois frente às lesões já citadas como alterações de DORT, estas síndromes serão excluídas ou concluído como associadas, são elas:

- *Síndrome miofascial:* pode ser **aguda** quando há ponto doloroso em uma região muscular e tensão local e, em geral, causa dores na cintura escapular, principalmente no trapézio ou região escapular, cervicobraquialgia, dorsalgia e lombalgia ou **crônica**, geralmente difusa com diversos pontos, tornando-se, muitas das vezes, insuportável.

- *Síndrome da fibromialgia:* dores crônicas em vários pontos do corpo, rigidez e dificuldades para dormir com fadiga constante, ansiedade e/ou depressão. Ainda apresentam cefaleia, parestesias, tonturas e sensação de edemas.
- *Síndrome tensional do pescoço ou mialgia tensional cervical:* dor, geralmente, intensa com bloqueio articular do pescoço, edema e muita limitação.
- *Distrofia simpaticorreflexa:* idiopática ou secundária a DORT, doenças do miocárdio, neuropatias, hérnia de disco, cirurgia torácica, neoplasia, traumas graves e imobilização prolongada. Observam-se dores prolongadas, alterações de cabelos e unhas, alteração de coloração da pele, queimações e dificuldades de movimentos por rigidez articular e de ligamentos, atonia ou hipotonia muscular, contração de tendões e osteoporose.

☐ PRINCIPAIS COMPLICAÇÕES

As **principais complicações da LER/DORT** citadas na literatura e observadas nos nossos casos são: atrofias, hipotrofias e hipertrofias musculares, deformidades de determinadas regiões, limitações importantes de movimentos, dificuldades de execução de certos trabalhos. Ainda que sejam em número reduzido, é importante lembrar as iatrogenias, em geral relacionadas com infiltrações locais com corticoterapia causando edema, infecção, abscesso e ruptura tendínea ou as pós-cirúrgicas mostrando edemas crônicos, fibroses, infecções, alteração de sensibilidade e limitações funcionais.

☐ BIBLIOGRAFIA

Azevedo ABC, Martins EP, Fraud HTH *et al.* O uso da ultrassom (US) na reumatologia. *Rev Bras Reumatol* 2005 Nov./Dez.;45(6).

Bluth E, Arge PH, Benso CB *et al. Ultrasound-A practical approach do clinical problems.* New York: Thieme, 1999, 676p.

Bonzani PJ, Durham NC, Millender L *et al.* Factors prolonging disability in work-related cumulative trauma disorders. *J Hand Surg* 1997;22A:30-34.

Brasília. Ministério da Saúde. Departamento de Ações Programáticas e Estratégicas. Área Técnica de Saúde do Trabalhador. *Lesões por Esforços Repetitivos (LER), Distúrbios Osteomusculares Relacionados ao Trabalho (DORT).* Normas e Manuais Técnicos, nº 103. 2001 Série A.

Brasseur JL, Tardieu M. *Ultrassonografia do aparelho locomotor.* Rio de Janeiro: Médica e Científica, 2004, 216p.

Breidahl WH, Newman JS, Taljanovic MS *et al.* Power Doppler sonography in the assessment of musculoskeletal fluids collections. *AJR Am J Roentgenol* 1996;166:1443-46.

Fornage BD. *Musculoskeletal ultrasound.* New York: Churchill Livingstone, 1995, 246p.

Fricton J *et al.* Miofascial pain syndrome: a review of 164 cases. Oral *Surg Oral Med Oral Pathol* 1982;60:615-23.

Giovargnorio F, Andreoli C, de Cicco ML. Ultrasonographic evoluation of de Quervain disease. *J Ultrasound Med* 1997;16(10):685-89.

Helfenstein M, Feldman D. Prevalência da síndrome da fibromialgia em pacientes diagnosticados como portadores de Lesões por Esforços Repetitivos (LER). *Rev Bras Reumatol* 1988 Mar./Abr.;38:71-77.

Léfébvré E, Pourcelot L. *Écographie músculo-tendineuse*. 2éme ed. Paris: Masson, 1991, 133p.

Newman JS, Adler RS, Bude RO et al. Detection of soft-tissue hyperemia:value of power Doppler sonography. *AJR Am J Roentgenol* 1994;163:385-89.

Protocolo de atenção integral à saúde do trabalhador de complexidade diferenciada. Disponível em: <http://bvsms.saude.gov.br/bvs/publicacoes/protocolo_ler_dort.pdf>

Reilly PA. Fibromyalgia in the workplace: a management problem. *Ann Reum Dis* 1993;52:249-51.

Sans N, Lapègue F. *Ultrassonografia musculoesquelética*. Rio de Janeiro: Revinter, 2012, 290p.

Sernik RA, Giovanni G. *Ultrassonografia sistema músculo-esquelético*. São Paulo: Sarvier, 1999, 240p.

Solbiati L, Rizzatto G. *Ultrasound of superficial structures. High frequencies, Doppler and intervencial procedures*. London: Churchill Livingstone, 1995, 416p.

Work-Related Musculoskeletal Disorders: Report, Workshop Summary, and Workshop Papers. 1999. Disponível em: <http://www.nap.edu/catalog/6431.html>

CAPÍTULO 2
Conceituação

As Lesões por Esforços Repetitivos (**LER**) causadas por microtraumas repetitivos no sistema musculoesquelético podem produzir alterações tendíneas, de paratendões, de bainhas de tendões (peritendão), de micro a macrorrupturas tendíneas ou ligamentares, sinoviais, de enteses, de fáscias, de músculos, de nervos e podem afetar as polias das interfalageanas e placas volares por sobrecarga ou trauma direto. Associações osteocondrais, ou degenerativas (osteoartroses), atingindo principalmente os membros superiores, cintura escapular e região cervical podem ocorrer resultando na diminuição de força, edemas, quadro de dores intermitentes, contínuas ou crônicas, fenômeno de Raynaud e limitações funcionais. As lesões são causadas por atividades profissionais, desportivas, jogos eletrônicos, *hobby*, atividades artísticas, escaladas e outras.

Atualmente, vem-se utilizando a nova nomenclatura de **DORT** (Distúrbio Osteomuscular Relacionado ao Trabalho) definida pelos ingleses para substituir a **LER**. Nós preferimos utilizar **DORT** quando realmente é corfirmado que as lesões são de origens ocupacionais, com base nos achados clínicos, exames físicos e complementares e até do local do trabalho quando ainda é possível. Por isso, mantemos ainda a **LER** para os microtraumas repetitivos não funcionais, que não estejam caracterizados como doenças funcionais.

A **LER/DORT** é, portanto, um conjunto de afecções do sistema musculoesquelético causado por microtraumas repetitivos, postura inadequada durante a atividade, relacionados com o ambiente do trabalho, a carga de trabalho e o emocional ou estresse, que pode-se apresentar, clinicamente, sobre várias formas desde apenas desconforto, peso, cansaço ou fadiga muscular, dores localizadas uni ou bilaterais ou difusas, intermitentes ou contínuas, nodulações musculares, articulares ou de bainhas de tendões, sinais de edemas, formigamentos, dormências, queimações, cãibras, choques, neuropatias, hipertonia muscular, atrofias, alterações de sensibilidade e até mesmo a quadro de dores insuportáveis e deformidades com incapacidade laboral. A quantidade e o tempo das lesões acumulativas determinam as alterações musculoesqueléticas ou neurais.

A ultrassonografia (**US**) tem auxiliado na identificação das alterações musculoesqueléticas a partir de algum tempo de instalação do quadro clínico. Por isso é necessário se conhecer as imagens para compreender o tipo e o estágio de atividade das lesões, entender se está havendo resposta ao tratamento ou se surgiram complicações.

O desenvolvimento das lesões surge a partir de microtraumas repetitivos que levam à degeneração, principalmente dos tendões, podendo na fase aguda comprometer o peritendão ou a bainha e o paratendão com inflamação. Enquanto na fase crônica há alteração intrasubstancial tendínea, podendo aparecer fibrose, depósito de cálcio ou ruptura, alterações inflamatórias articulares, do peritendões ou paratendões surgindo proliferações sinoviais, calcificações, bursites ou cistos.

Para melhor entendimento do laudo ultrassonográfico é necessário conhecer a terminologia utilizada pelo radiologista e ultrassonografista, e o significado delas.

☐ DEFINIÇÕES DAS IMAGENS BÁSICAS DA US

Existem seis formas de apresentações das imagens:

1. **Anecoica ou anecogênica:** imagem sem ecos que aparece enegrecida, geralmente do tipo líquido, com grande reforço acústico posterior. Por exemplo: cistos, coleções líquidas, abscessos, hematomas, seromas, higromas, derrame articular, sinovite etc. (Fig. 2-1).

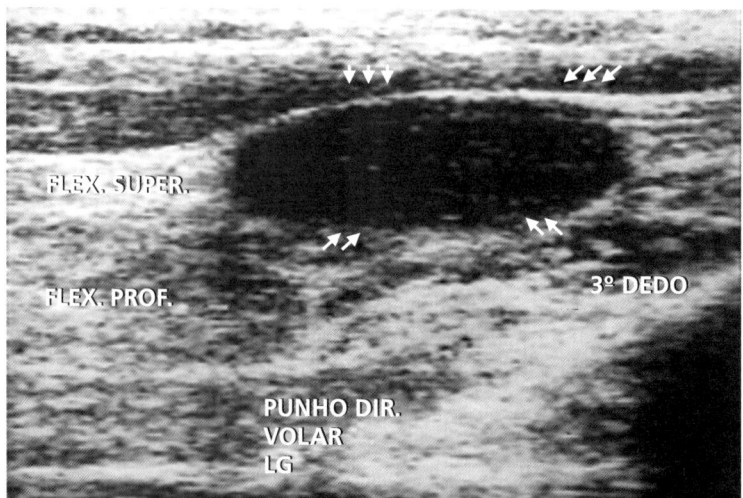

Fig. 2-1. Imagem anecoica. Cisto de bainha de tendão do flexor superficial do 3º dedo do punho direito. Imagem de líquido com paredes finas e regulares com reforço acústico posterior.

2. **Hipoecoica ou hipoecogênica:** com pouca quantidade de ecos, apresenta-se escura ou cinza e reforço acústico posterior. Pode representar edema, líquido, ruptura, inflamação ou infecção. Por exemplo: seroma, hematoma, derrame articular, sinovite, cisto de conteúdo espesso, ruptura tendínea, muscular, ligamentar, de polia e fáscia, tendinose, tenossinovite, paratendinite, nódulo sólido e outras (Fig. 2-2).
3. **Isoecoica ou isoecogênica:** imagem com ecogenicidade igual às estruturas locais ou com mesma quantidade de ecos da região, às vezes de difícil apreciação, quase sempre sem reforço acústico posterior. Outros elementos devem ser valorizados como espessura, contornos, limites, compressão ou rechaços de estruturas adjacentes. Ex: cisto de conteúdo espesso, nódulo sólido, ruptura muscular, tendínea ou ligamentar, tendinose, edema, celulite e outros (Fig. 2-3).
4. **Ecoica ou ecogênica:** imagem esbranquiçada com maior número de ecos que as estruturas locais, sem reforço acústico posterior, podendo representar trauma, microtraumas repetitivos, ruptura, infecção, inflamação ou nódulo. Ex: nódulo sólido, cisto com conteúdo espesso, edema, celulite, hemorragia, coágulo, fibrose tendínea ou muscular, tendinopatia antiga com fibrose, avulsão osteocondral, corpo estranho, corpo livre, osteocondromatose etc. (Fig. 2-4).
5. **Hiperecoica ou hiperecogênica:** grande quantidade de ecos com imagem muito branca brilhante, sem reforço acústico posterior. Ex: fibrose, prolifera-

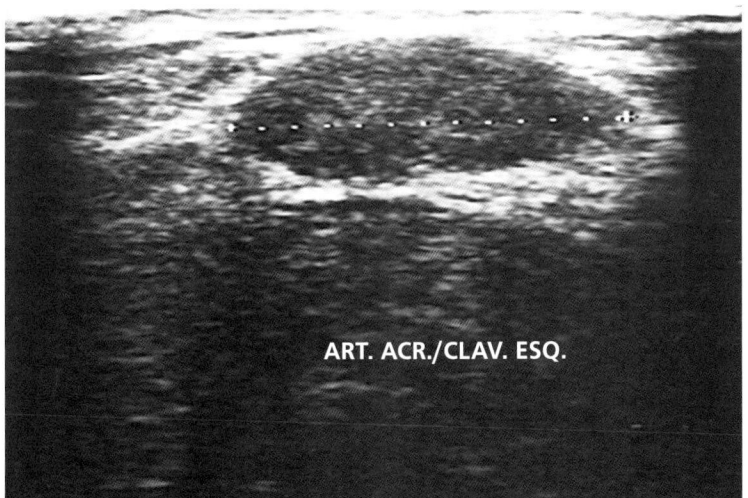

Fig. 2-2. Imagem hipoecoica. Cisto com conteúdo espesso, apresentando área de baixa densidade, limites definidos, com elementos flutuantes no interior e pouco reforço acústico posterior, junto a articulação acromioclavicular esquerda.

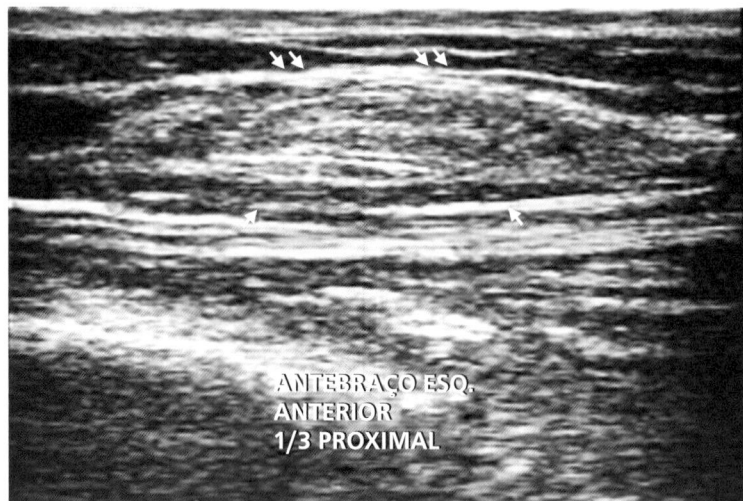

Fig. 2-3. Imagem isoecoica. Fibroma muscular, apresentando área nodular com densidade igual a do músculo, limites definidos, homogênea, sem reforço acústico posterior.

ções sinoviais, coágulos, depósito de cálcio, fragmentos osteocondrais ou musculares, tendinopatias crônicas calcáreas, rupturas tendíneas (antigas) ou musculares recentes ou antigas, edema, linfedema, nódulo sólido, ainda outras (Fig. 2-5).

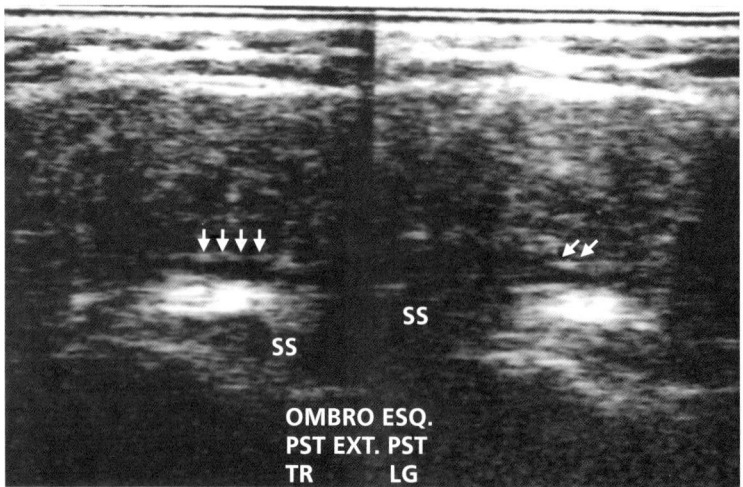

Fig. 2-4. Imagem ecoica. Tendinopatia crônica fibrótica do supraespinoso posteriormente, com foco ecogênico brilhante no ombro esquerdo.

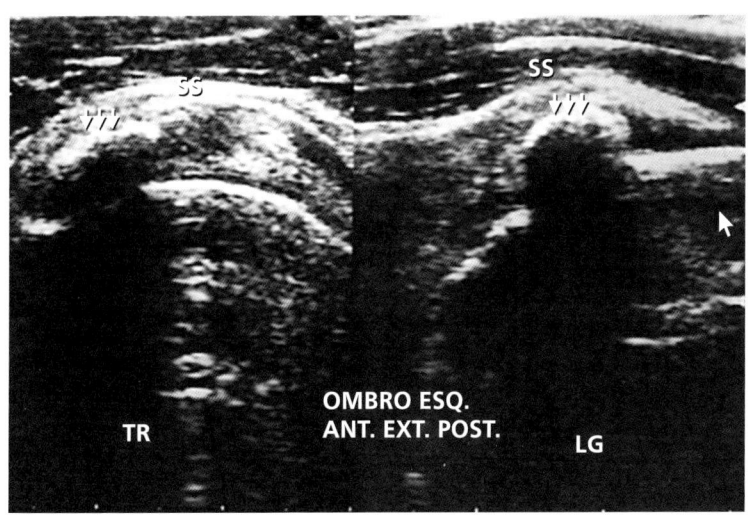

Fig. 2-5. Imagem hiperecoica. Tendinopatia calcárea no supraespinoso com imagem linear hiperdensa em curva com sombra acústica posterior ao nível da grande tuberosidade do úmero no ombro esquerdo.

6. **Mista:** lesão de conteúdo heterogêneo ou com aspecto variável, de baixo eco, alto eco ou vice-versa. Ex.: cisto de conteúdo espesso ou com vegetação no interior, coleção infecciosa ou inflamatória com debris, lesão sólida com degeneração, bursite ou tenossinovite com proliferações sinoviais, ruptura muscular com fragmentos ou tendínea com fibrose de restauração ou calcificação e muitas outras formas (Fig. 2-6).

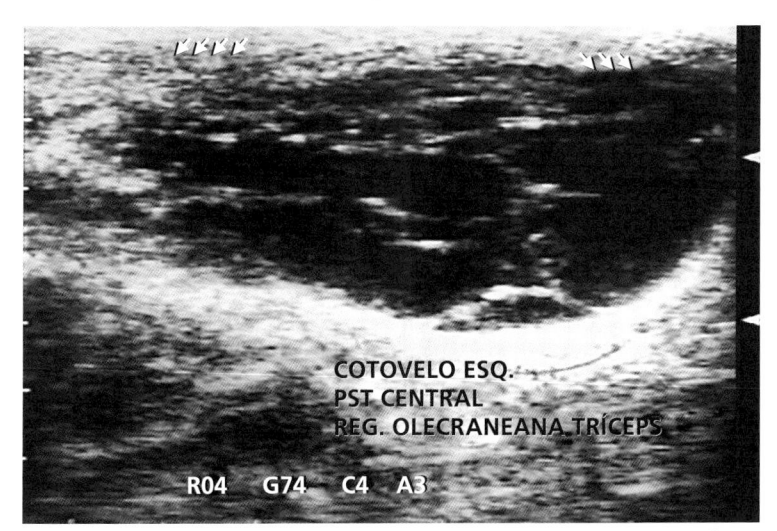

Fig. 2-6. Imagem mista. Bursite subcutânea olecraneana mostrando grande área anecoica com septações e proliferações sinoviais no cotovelo esquerdo.

☐ PRINCIPAIS ALTERAÇÕES ENCONTRADAS NA US E TERMINOLOGIA ATUAL

Tendões

São constituídos por feixes de colágenos com aspectos hiperecoicos das fibras, contornos regulares e limites definidos, espessura variável em cada tendão, com as bainhas ou os peritendões representados por linhas hiperecoicas e paratendões com imagens hipoecoicas. As alterações detectadas tendinopatias ou tendinoses ou entesopatias ocorrem por uso excessivo *(over use)* ou microtraumas repetitivos que produzem degenerações tendíneas levando a inflamações peri ou paratendíneas, ou rupturas. Devemos relembrar outras situações que devem ser diferenciadas que também afetam os tendões: doenças infecciosas, metabólicas (hipercolesterolemia, amiloidose, microcristais, gota etc.), tumorais (cistos, tumor de células gigantes da bainha do tendão, sarcomas entre outros), e iatrogenias como rupturas pós-cirúrgicas ou pós-corticoterapias. É importante ressaltar o uso do Doppler colorido e *power* Doppler na identificação, avaliação e controle das lesões.

- *Tendinose:* termo utilizado para definir processo com hipóxia e edema sem inflamação, podendo torna-se crônica. Em geral, ocorre nos tendões do supraespinal, subescapular, flexor comum dos dedos, extensor carporradial breve, patelar e Calcâneo (Fig. 2-7).
- *Tendinopatia:* denominação para a degeneração antiga ou crônica com fibrose ou depósito calcáreo, frequente e principalmente no bíceps braquial proximal,

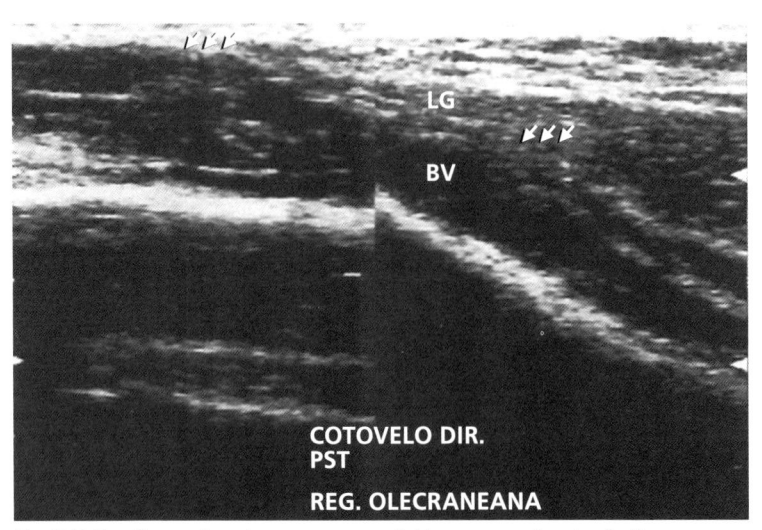

Fig. 2-7. Tendinose do extensor carporradial breve no cotovelo direito – epicondilite lateral expressa por hipoecogenicidade e espessamento do tendão.

subescapular, supraespinal, quadríceps, bíceps femoral, glúteo médio e mínimo e Aquiles (Figs. 2-8 a 2-10).

- *Tenossinovite (peritendinopatia):* define a presença de maior quantidade de líquido sinovial em bainha de tendão (+ de 2 mm). Quando sem proliferação sinovial, é recente e aguda e, com proliferações, são mais antigas e tem certa cronicidade. A tenossinovite estenosante no punho ou mão é causa de dedo

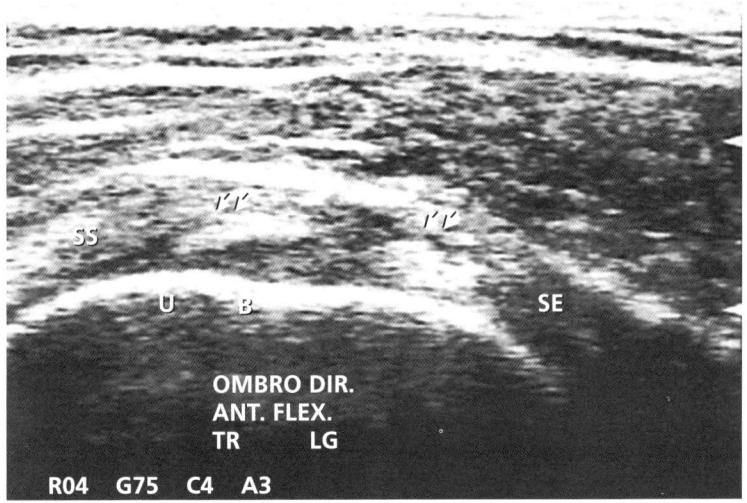

Fig. 2-8. Tendinopatias fibróticas do bíceps braquial e do subescapular com áreas de ecogenicidades brilhantes nos tendões no ombro direito.

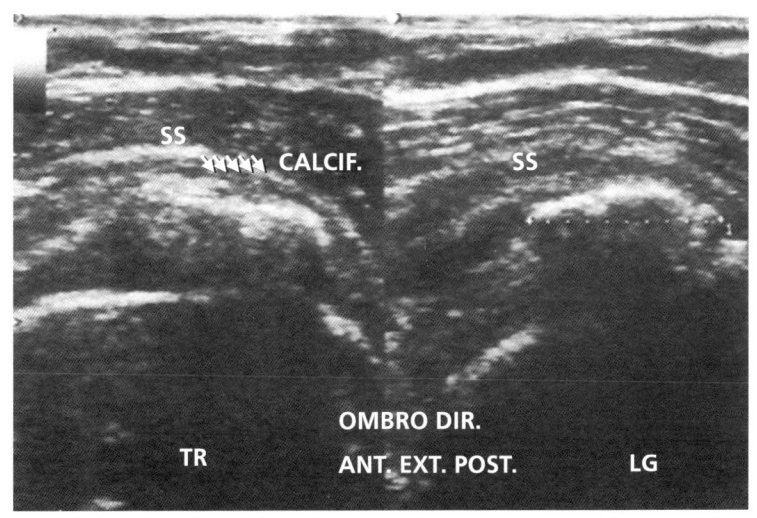

Fig. 2-9. Tendinopatia calcárea do supraespinoso com imagem hiperecogênica linear com grande sombra acústica posterior no ombro direito.

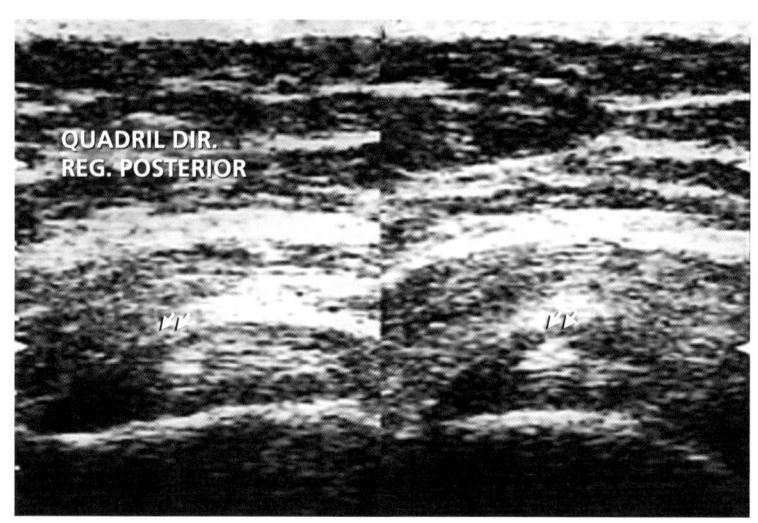

Fig. 2-10. Tendinopatia fibrótica do bíceps femoral: foco hiperecoico no grande trocanter esquerdo.

em gatilho. São mais frequentes as lesões de De Quervain, extensores de dedos, flexor palmar longo nos punhos, flexores superficiais e profundos das mãos, flexor longo do polegar e no cabo longo do bíceps, e menos comuns de extensores de pododáctilos (Figs. 2-11 a 2-13).

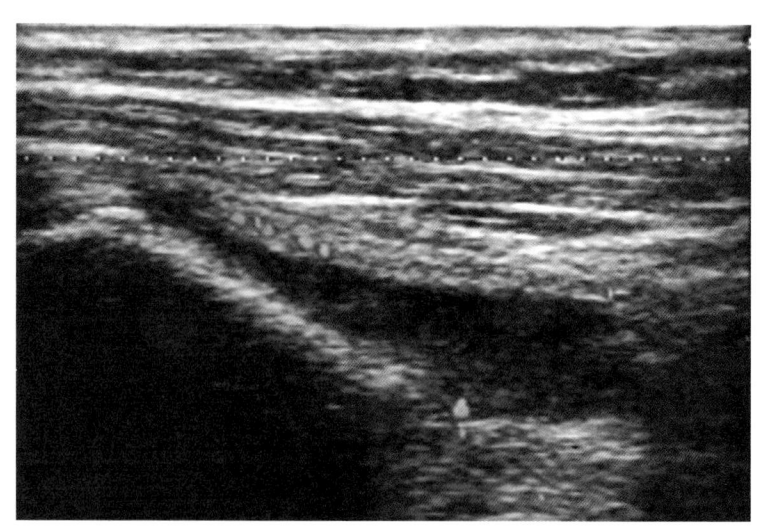

Fig. 2-11. Tenossinovite do cabo longo do bíceps braquial apresentando líquido e espessando a bainha do tendão com leve fluxo vascular ao Doppler colorido no ombro esquerdo. (Ver *Prancha* em *Cores*.)

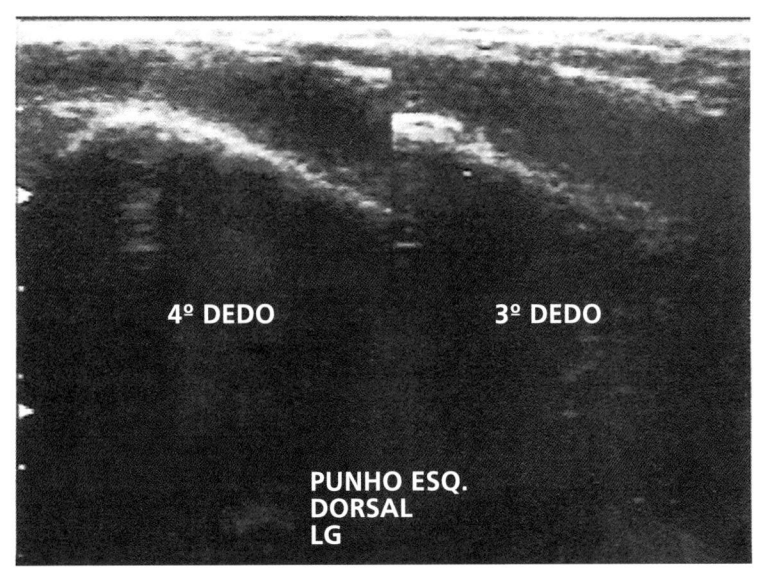

Fig. 2-12. Tenossinovites dos extensores do 3º e 4º dedos do punho esquerdo, contendo líquidos e espessando as bainhas dos tendões do punho esquerdo.

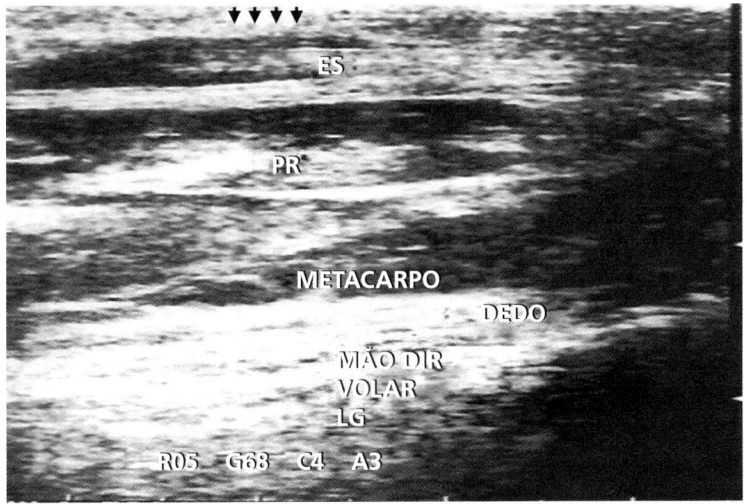

Fig. 2-13. Tenossinovite do 1º dedo na região metacarpiana volar da mão direita com líquido e espessamento da bainha do tendão.

- *Paratendinite:* corresponde ao espessamento parietal com líquido no paratendão (não há bainha no tendão). O quadro corresponde à lesão aguda, encontrada no bíceps braquial distal, flexor carpoulnar e tendão do calcâneo (Figs. 2-14 e 2-15).

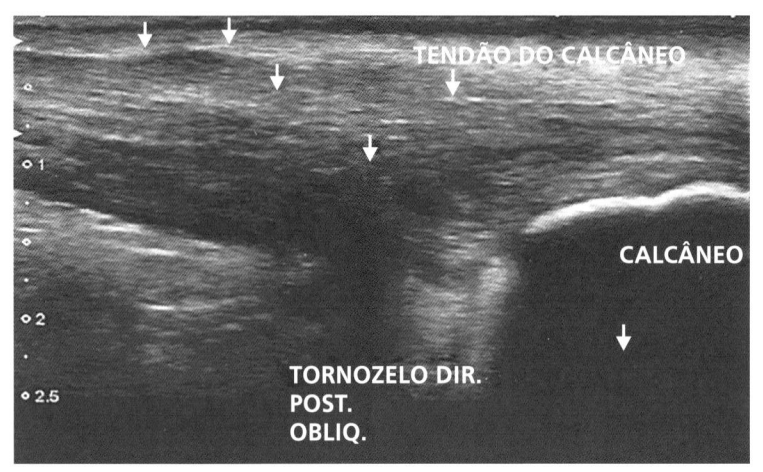

Fig. 2-14. Paratendinite do Calcâneo direito: líquido no paratendão no terço distal do tendão calcaneano direito.

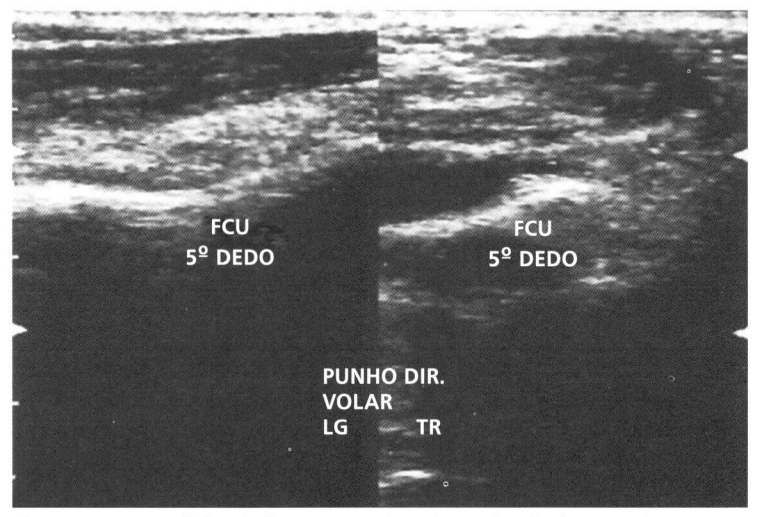

Fig. 2-15. Paratendinite do flexor carpoulnar do punho direito, com imagem hipoecoica e espessamento do paratendão.

- *Síndrome da intersecção do antebraço:* é um processo inflamatório agudo ou crônico que ocorre nos tendões do abdutor longo do polegar e extensores carporradiais longo e breve na junção miotendínea no terço distal do antebraço com o punho, causando dores e crepitação por peritendinite (tenossinovite) e edemas dos tecidos subcutâneos.
- *Ruptura:* descontinuidade da fibra tendínea que pode ser parcial ou completa, sendo mais comuns nos ombros no manguito rotador no supraespinal e subescapular, e no tornozelo no tendão do calcâneo, sendo menos frequente no cabo longo do bíceps, infraespinal, bíceps braquial distal, patelar (Figs. 2-16 e 2-17).

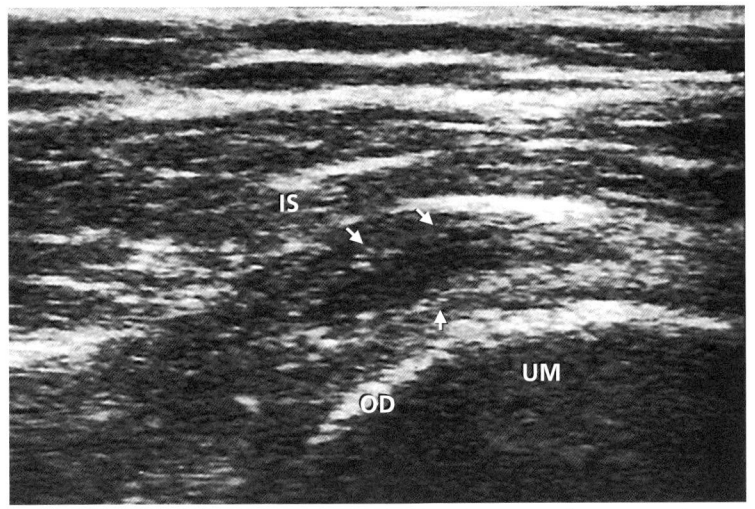

Fig. 2-16. Ruptura parcial do manguito rotador do supraespinoso posterior no ombro direito apresentando área hipoecoica.

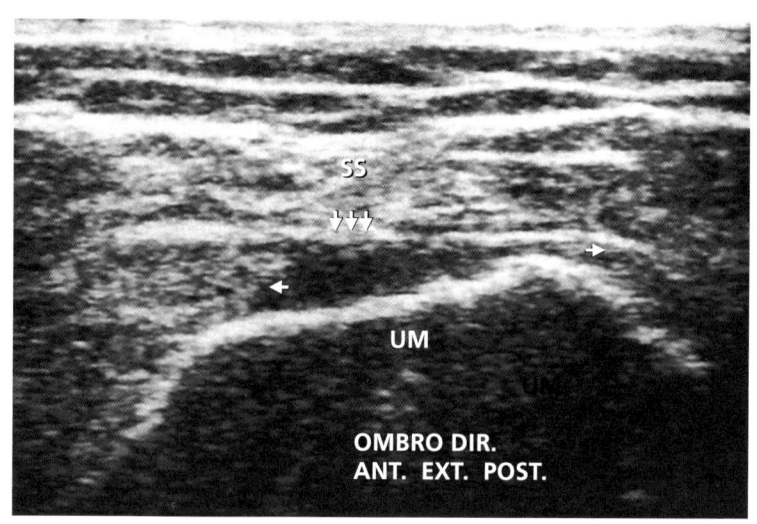

Fig. 2-17. Ruptura completa do supraespinoso anterior na grande tuberosidade do úmero do ombro direito, demonstrada pela redução da espessura do tendão e retração, com descida do músculo deltoide.

Sinóvias

- *Sinovite:* lesão aguda com evidência de líquido articular em grandes ou pequenas articulações, às vezes com proliferações sinoviais nos processos mais antigos ou cronificados. Em ombros, punhos e mãos, joelhos e tornozelos são mais frequentes (Figs. 2-18 a 2-20).

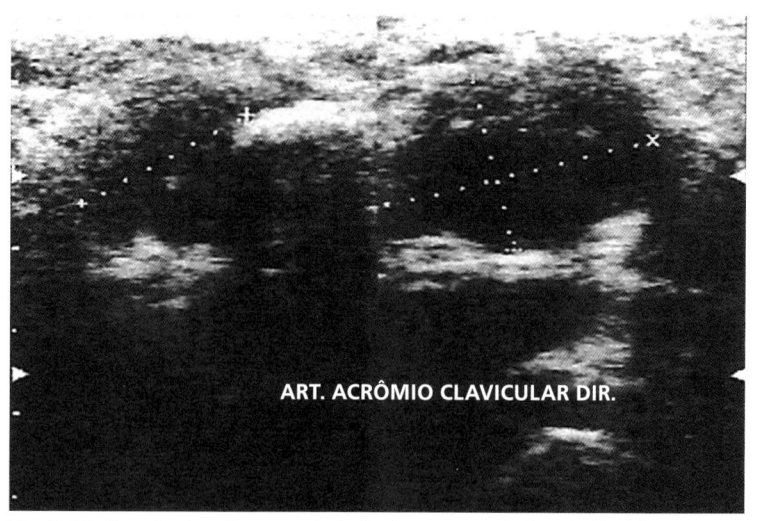

Fig. 2-18. Grande sinovite acromioclavicular representada pelo líquido desviando a sinóvia do ombro direito.

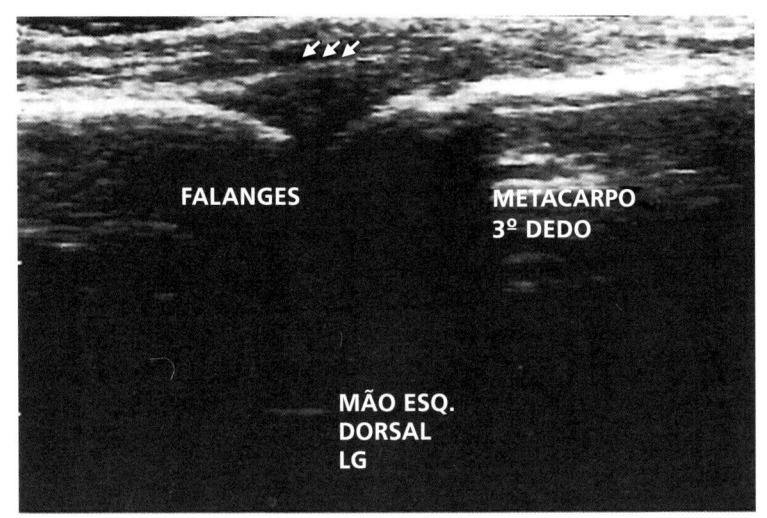

Fig. 2-19. Pequena sinovite metacarpo radial dorsal do punho direito no 3º dedo, com líquido distendendo a sinóvia articular.

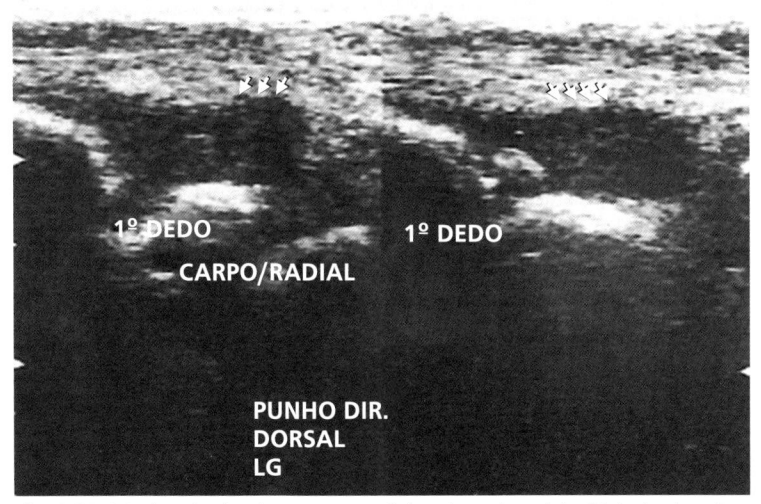

Fig. 2-20. Moderada sinovite metacarpofalangiana dorsal do 3º dedo da mão esquerda.

Bursas

Sinais de líquidos em bolsas acessórias virtuais acima de 2 mm.

- *Bursites:* são agudas quando sem presença de proliferações sinoviais e bursites crônicas contendo proliferações sinoviais, debris ou corpos livres. Em geral, ombros, cotovelos, joelhos, tornozelos e quadris (Figs. 2-21 a 2-23).

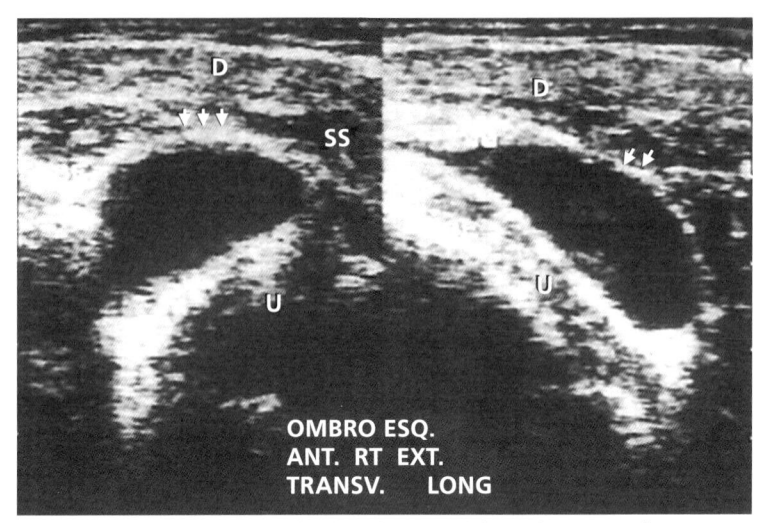

Fig. 2-21. Bursite aguda subdeltoide-subacromial do ombro esquerdo com presença de moderada quantidade de líquido anecoico distendendo a bursa.

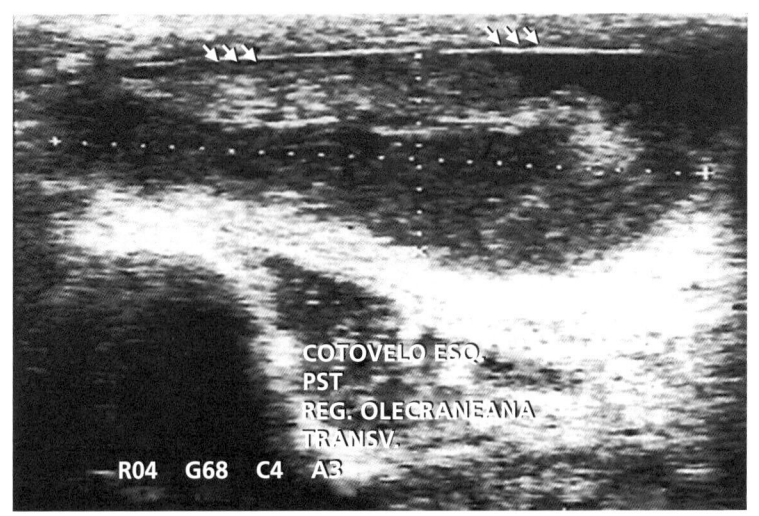

Fig. 2-22. Bursite crônica subcutânea olecraneana do cotovelo esquerdo com padrão misto por líquido e elementos flutuantes.

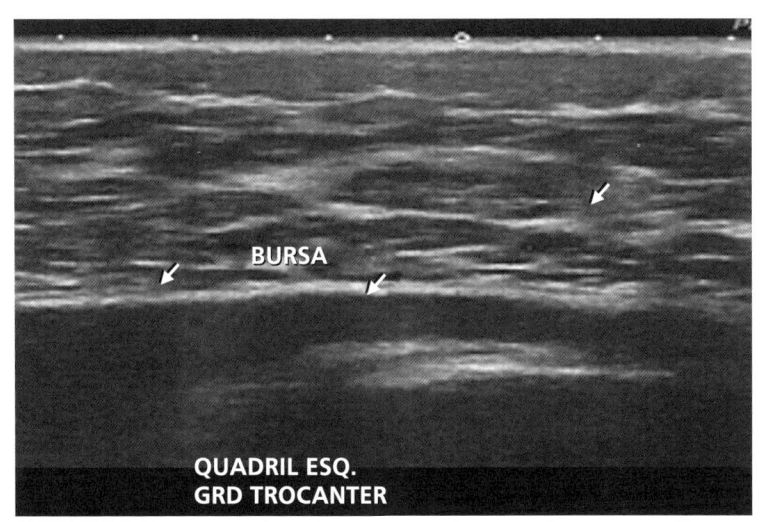

Fig. 2-23. Bursite trocanteriana: imagem anecoica na região posterior do terço proximal da coxa direita distendendo a bursa do grande trocanter esquerdo.

Capsulites

- *Simples ou adesivas:* as cápsulas são imagens ecogênicas em volta das articulações, sofrem espessamentos ou decontinuidades por Síndrome de impacto ou microtraumas repetitivos e não são tão comuns, mas podem ocorrer na LER/DORT.

Enteses

Pequenas fibras de ligações de tendões que podem apresentar entesopatias quando edemaciadas (lesão aguda) ou como entesopatias com fibroses ou depósitos de cálcios (lesão crônica). Geralmente encontradas no bíceps braquial distal, tríceps e, em membros inferiores, nos tendões do calcâneo, quadríceps e glúteos (Fig. 2-24).

Retináculos

Pequenas a médias redes ecogênicas reforçando as articulações, às vezes ligamentos e até tendões, recobrindo e protegendo certas estruturas dos punhos, cotovelos, tornozelos e joelhos. Em geral, são considerados espessados acima de 1,7 mm. A **LER/DORT** raramente afeta o retináculo, e, quando ocorre, pode ser encontrado nos acidentes de quedas no ambiente de trabalho ou no deslocamento para o trabalho por acidentes e nas complicações cirúrgicas iatrogênicos que venham a danificá-los.

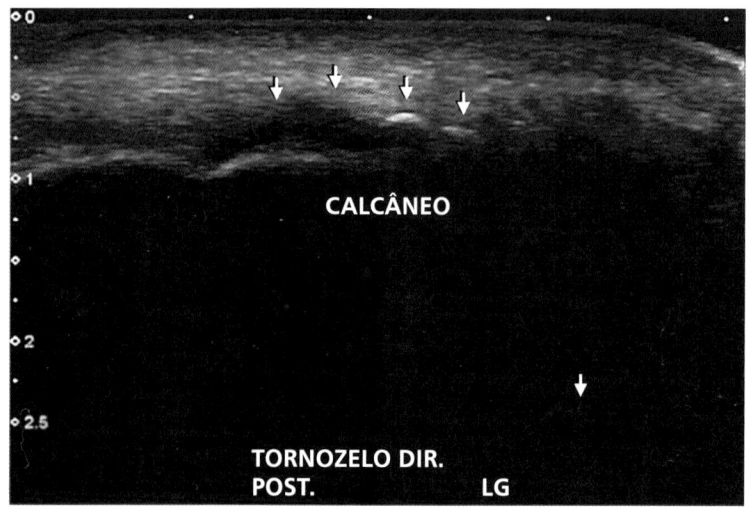

Fig. 2-24. Entesopatia calcárea de inserção do tendão calcâneo direito. Pequenas calcificações em enteses de inserção do tendão calcâneo direito.

Polias

São finas estruturas ecogênicas arqueadas. As lesões das polias digitais metacarpianas distais, falangianas proximais, médias e distais por microtraumas repetitivos agudos podem causar: retificação a rupturas parciais ou completas ou desinserção da polia, levando à tenossinovite, deslocamento tendíneo ou luxação. Por vezes, apresentam osteoartrite ou contratura e flexões das interfalangianas proximais e extensões das interfalangeanas distais, na maioria no 3º e 4º dedos. São, então, citadas de uma maneira geral nas atividades de utilização das mãos, ainda não há nada publicado especificamente por DORT.

Placas volares

É um forte reforço fibrocartilaginoso no nível das interfalangianas do 2º ao 5º dedos. Pode ocorrer rupturas por traumas repetitivos ou impactos maiores em hiperextensão na inserção na base da falange, levando à instabilidade, desalinhamento e desvio articular com ou sem alteração do complexo ligamentar colateral. Alguns apresentam descontinuidade e retração da placa volar, e fragmentação óssea, com derrame articular e amplitude da extensão articular por aumento do espaço articular.

Labros do ombro ou do quadril

Imagem triangular ecogênica ou hiperecogênica que sofre rupturas ou fissuras, degeneração ou cistos, causando quadro de dores e limitações significativas.

Músculos

Inflamações de fibras musculares com ou sem degeneração em antebraço (pronador, supinador, braquiorradia), cintura escapular no supraespinal ou trapézio e região cervical, quadríceps, região pubiana e região glútea e do grande trocanter (nos glúteos e piriforme).

Fáscias

Áreas ecogênicas em faixas que recobrem as plantas dos pés e as palmas das mãos e, a fáscia lata ou trato ileotibial, espessam as fáscias e ficam hipoecoicas por inflamações oriundas de microtraumas constantes. Quando há cronicidade, podem-se apresentar como cordões palmares e com contraturas dos dedos (contratura de Dupuytren). As rupturas são raras e ocorrem mais em corredores ou salteadores.

Neuropatias

Os nervos apresentam fascículos ecoicos, com tecido conectivo circundante hipoecoico (ou perineuro), e envolto por tecido hiperecoico (ou perineuro), que é pouco vascularizado sem expressão ao Doppler colorido e mostram pouca mobilidade. As lesões encontradas estão relacionadas com traumas, microtraumas repetitivos, síndromes compressivas, inflamações, fibroses cicatriciais pós-traumáticas ou pós-operatórias, isquemias, hipertrofias, lesões expansivas pseudotumorais ou tumorais.

- *Síndrome do túnel cubital:* o nervo ulnar tem em média 6,8 mm^2 de área e a compressão do nervo ulnar, provoca edema e achatamento na face posteromedial do cotovelo. Não tão incidente, causando dores, edema, formigamentos no antebraço medial proximal.
- *Síndrome do pronador redondo:* compressão do nervo mediano na prega do cotovelo pela fáscia do músculo bíceps braquial distal e arcada dos flexores, levando à hipertonia muscular no antebraço proximal com dores nos três primeiros dedos e déficit de oponência do polegar.
- *Síndrome do nervo interósseo posterior:* compressão do nervo radial entre o músculo supinador superficial e profundo próximo do epicôndilo lateral, afetando as articulações metacarpofalangianas.
- *Síndrome do túnel do carpo:* o nervo mediano varia de 9 a 15 mm^2 de área, podemos encontrar compressão, afilamento ou abaulamento do retináculo flexor, reduzindo a mobilidade, com aumento do fluxo vascular no Doppler colorido, demonstrando tenossinovite ou tendinose do flexor palmar longo ou dos flexores do 3º dedo, causando edema, espessamento ou degeneração do nervo. Quadro clínico com muitas dores, formigamentos, dormências ou parestesias do 1º, 2º e 3º dedos e na metade do 4º dedo, mais na região tenar e ainda edema da mão (Fig. 2-25).

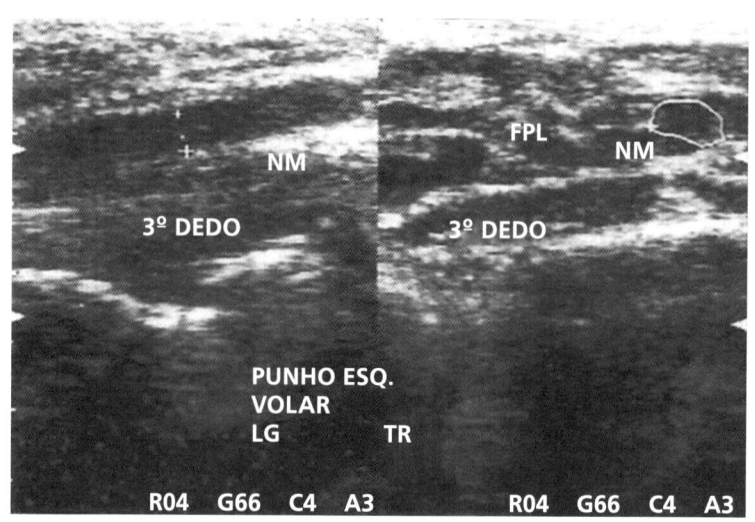

Fig. 2-25. Nervo mediano hipoecoico e espessado por edema causando Síndrome do túnel do carpo no punho esquerdo.

- *Síndrome do canal de Guyon:* mais rara, envolvendo o nervo ulnar, com dores e formigamentos na metade do 4º e 5º dedos, e hipotrofia muscular importante. O nervo ulnar aparece espessado e edemaciado, com mais de 7,5 mm^2, afetando, secundariamente, os nervos interósseos e lumbricoides, em citações bibliográficas.
- *Síndrome do desfiladeiro torácico:* compressão neurovascular pelo plexo braquial, veias e artérias subclávias na passagem entre a clavícula, a primeira costela, músculos escalenos médio e anterior e fáscias da região, causada por anomalias congênitas (costela acessória), traumas, vícios de postura e fatores ocupacionais com cargas pesadas sobre os ombros, determinando parestesias, hipoestesia, fraqueza, fenômeno de Raynaud, atrofia muscular, edema, hipotonia, ruído supraclavicular e dores com testes de compressão costoclavicular positivos. Quando avaliados ao Doppler colorido, se observa a compressão vascular às manobras realizadas durante o exame.

Nódulos: císticos ou sólidos

- *Císticos:* imagem líquida arredondada, ovalada ou loculada, de paredes finas e regulares em articulação, para-articular, junto de bainha de tendão ou ligamentar, e de fossa poplítea. Mais comuns nos punhos, mãos, ombros, joelhos, tornozelos e pés. Podem ser único ou múltiplos, geralmente, indolores, de tamanhos variáveis, **simples** – anecoico ou hipoecoico, este quando o conteúdo é espesso e **complexo** – com vegetação no interior (Figs. 2-26 a 2-29).

Capítulo 2 ▪ Conceituação 31

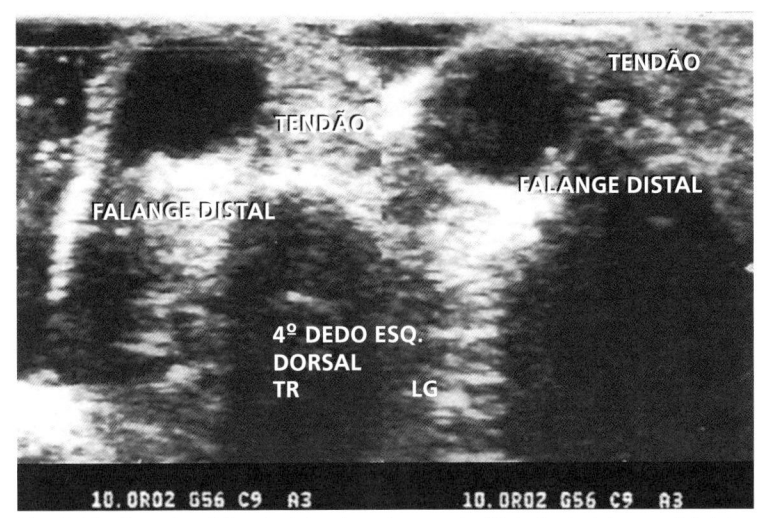

Fig. 2-26. Cisto sinovial de bainha do extensor do 4º dedo da falange distal da mão esquerda.

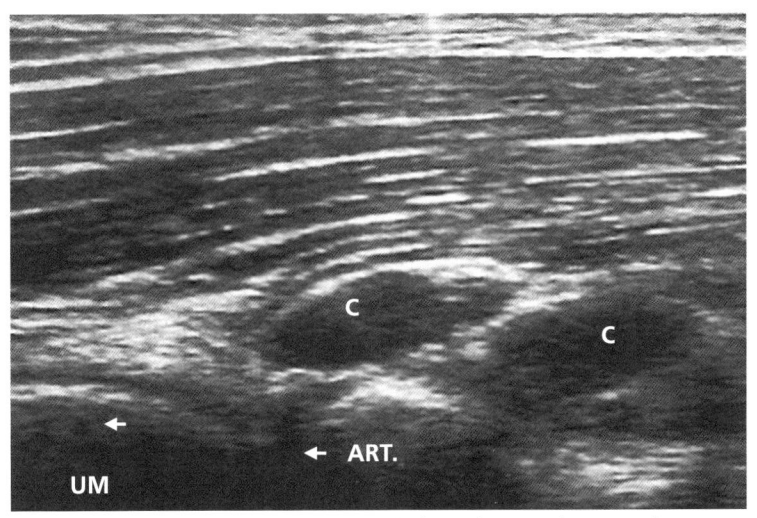

Fig. 2-27. Cistos sinoviais simples para-articulares do cotovelo esquerdo com áreas anecoicas circunscritas na face anterolateral do antebraço proximal.

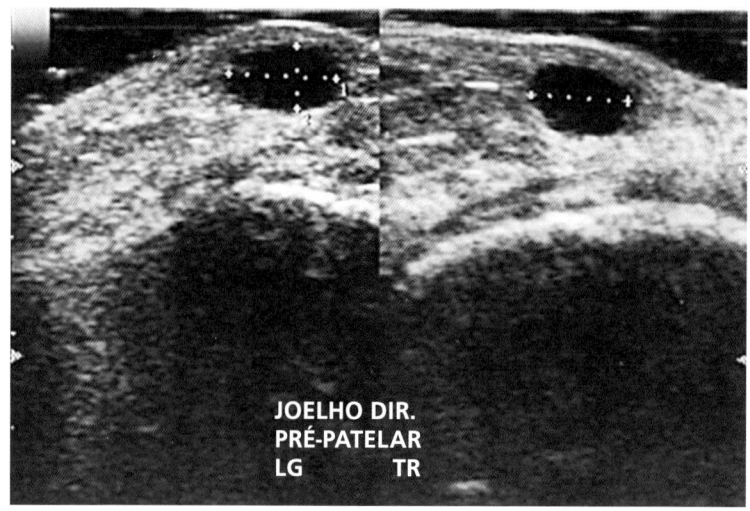

Fig. 2-28. Cisto pré-patelar: área anecoica circunscrita no tecido celular subcutâneo da região pré-patelar direita, com reforço acústico posterior.

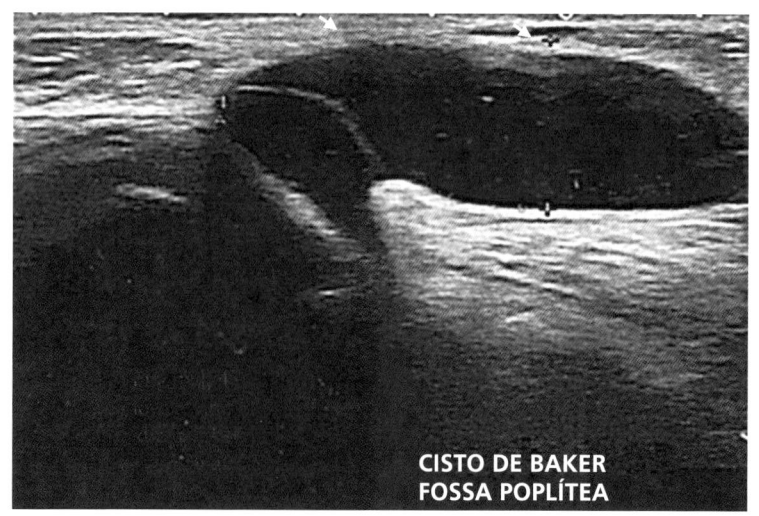

Fig. 2-29. Cisto de Baker. Imagem anecoica de paredes finas e regulares com comunicação articular na fossa poplítea esquerda.

- *Sólidos:* em geral, são fibromas, lipomas, fibrolipomas, elastoblastoma e/ou fibromatose em músculo, interfascial, tecido celular subcutâneo, sendo mais frequentes no nível de tecido celular ou em músculo no dorso da mão e em fáscia palmar ou plantar, e ainda em antebraço, braço, coxa, perna, tornozelo e pé (Fig. 2-30).

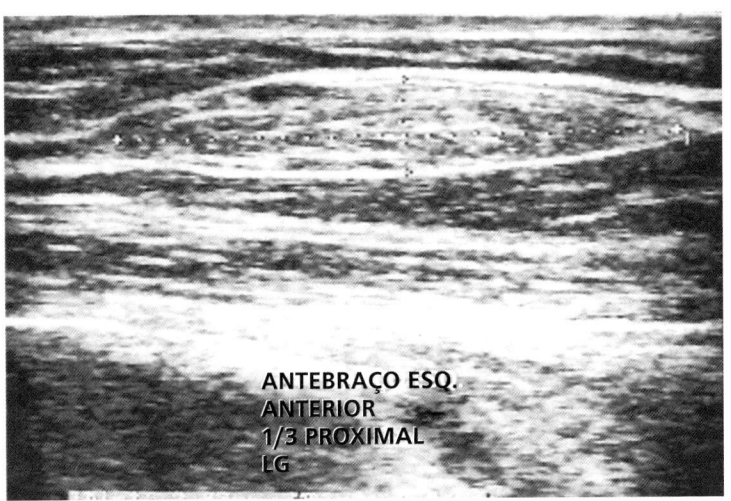

Fig. 2-30. Nódulo sólido isoecoico homogêneo em fáscia aponeurótica superficial do antebraço esquerdo na face anterior do terço proximal.

Lesão de pele

Espessamento com modificação da ecogenicidade por edema traumático ou linfedema, e até ruptura, celulite, cisto ou nódulo sólido, em geral no tecido celular subcutâneo.

☐ ASPECTOS ULTRASSONOGRÁFICOS DAS LESÕES AGUDAS, SUBAGUDAS E CRÔNICAS

As **lesões agudas** são recentes e clinicamente com menos de 3 meses, geralmente, apresentam-se na **US** sem ecos (anecoicas) ou, às vezes, com poucos ecos (hipoecoicas) são elas: bursopatias, tenossinovites, tendinoses, paratendinites, derrames articulares ou sinovites, edemas peritendíneos ou periarticulares. Ao *power* **Doppler** e **Doppler** colorido há pequenos vasos com hiperemia ou *blush* (aumento de pequeno número e do calibre de vasos) em tendinose, bursite, sinovite, tenossinovite e paratendinite, mostrando atividade da lesão. Nas rupturas parciais, o Doppler colorido ajuda na identificação, pela presença de inúmeros vasos no local da descontinuidade. Nestas alterações, a **US** e o **Doppler colorido** mostram qual o melhor tipo de tratamento: anti-inflamatórios, corticoides, crioterapia ou cirurgia para a reabsorção e restauração das lesões.

As **lesões subagudas** estão presentes há mais de 3 meses, sem sintomas clínicos significativos, achados leves, mais de desconfortos, incômodos e se mantendo com pouca duração. Os achados ultrassonográficos podem ser normais ou se mostram como: tenossinovites, paratendinites, sinovites, derrames articulares ou bursites, em geral discretas a leves.

As **lesões crônicas**, clinicamente têm mais de 3 meses a provavelmente 6 meses e se observa maior quantidade de ecos, mostrando-se ecoicas ou hiperecoicas e menos frequentemente mistas. São exemplos as tendinopatias fibróticas ou calcáreas e as bursites, tenossinovites, paratendinites, derrames articulares ou sinovites com proliferações sinoviais, com septos ou corpos livres. Geralmente, o fluxo vascular ao **Doppler** colorido e *power* **Doppler** é pouco expressivo ou ausente. Quase não respondem ao tratamento, mas podem ir diminuindo em tempos mais longos, quando reduzem ou anulam os esforços repetitivos, e tendem a resolver ou reabsorver. Portanto, não significa que a **LER/DORT** não tem cura ou não pode ser resolvida em muitos casos. É válido lembrar que maiores problemas estão relacionados com as neuropatias, grandes atrofias secundárias às rupturas ou às iatrogenias.

☐ BIBLIOGRAFIA

Azevedo ABC, Martins EP, Fraud HTH *et al*. O uso da ultrassom (US) na reumatologia. *Rev Bras Reumatol* 2005 Nov.-Dez.;45(6).

Bluth E, Arger PH, Benson CB *et al*. *Ultrasound-a practical approach do clinical problems*. New York: Thieme, 1999. p. 676.

Bonzani PJ, Durham NC, Millender L *et al*. Factors prolonging disability in work-related cumulative trauma disorders. *J Hand Surg* 1997;22A:30-34.

Brasseur JL, Tardieu M. *Ultrassonografia do aparelho locomotor*. Rio de Janeiro: Médica e Científica, 2004. p. 216.

Breidahl WH, Newman JS, Taljanovic MS *et al*. Power doppler sonography in the assessment of musculoskeletal fluids collections. *AJR* 1996;166:1443-46.

Chiou HJ, Chou YH, Cheng SP *et al*. Cubital tunnel syndrome, diagnosis by high-resolution ultrasonography. *J Ultrasound Med* 1988 Oct.;17(10):643-48.

Chlem RK, Cerdinal E. Guidelines and gamuts in musculoskeltal ultrasound. New York: Wiley-Liss, 1999. p. 390.

Codo W, Almeida MCCG. *LER-Lesões por Esforços Repetitivos: uma abordagem interdisciplinar*. Petrópolis: Vozes, 1995.

Fornage BD. Musculoskeletal ultrasound. New York: Churchill Livingstone, 1995. p. 246.

Fricton J. *et al*. Miofascial pain syndrome: a review of 164 cases. *Oral Surg Oral Med Oral Pathol* 1985;60:615-23.

Giovargnorio F, Andreoli C, De Cicco ML. Ultrasonographic evoluation of de Quervain disease. *J Ultrasound Med* 1997;16:685-89.

Gomes MJ. *Atlas comentado de ultrassonografia musculoesquelética*. Rio de Janeiro: Revinter, 2004. p. 476.

Helfenstein M, Feldman D. Prevalência da síndrome da fibromialgia em pacientes diagnosticados como portadores de Lesões por Esforços Repetitivos (LER). *Rev Bras Reumatol* 1988 Mar.-Abr.;38:71-77.

Helfenstein MJR. *Lesões por Esforços Repetitivos*. São Paulo: Merck Sharp e Dohme, 1997.

Hoglund M, Tordai P, Muren E. Diagnosis of ganglions in the hand and wrist by sonography. *Acta Radiologica* 1994;35:35-39.

Holsbeeck MTV, Introcaso JH. Musculoskeletal ultrasound. 2nd ed. ST Louis USA: Mosby, 2001. p. 648.

Lee D, Holsbeeck MT, Janesvki PK *et al:* Diagnosis of carpal tunnel sindrome. Ultrasound versus electromyography. *Radiol Clin North Am* 1999;37:859-72.

Lin TY, Teixeira MJ, Fischer AA *et al.* Work-related musculoskeletal disorders. *Phys Med Rehab Clin N Amer* 1997;83:113-17.

Lins RM, Azeredo LM. Nova nomenclatura para as lesões tendíneas. *Rev Bras Ultrassonografia Méd Curitiba* 2003 Jan.-Mar.;1(1):54-58.

Littlejohn GO. Repetitive strain syndrome. In: John H, Klippel & Paul A. *Dieppe textebook of rheumatology*. London: Mosby Year Book, 1994. 5.17.1-5.17.4.

Newman JS, Adler RS, Bude RO *et al.* Detection of. soft-tissue hiperemia- value of. power doppler sonography. *AJR* 1994;163:385-89.

Oliveira CR. Lesões por Esforços Repetitivos (LER). *Rev Bras Saúde Ocup* 1991;19:59-85.

Reilly PA. Fibromyalgia in the workplace: a management problem. *Ann Reum DIS* 1993;52:249-51.

Rempel DM, Harrison RJ, Barnhart S. Work-related cumulative trauma disorders of the upper extremity. *JAMA* 1992;267:838-42.

Rumack CM, Wilson SR, Charboneau TW. Diagnostic ultrasound. 2nd ed. St Louis, USA: Mosby, 1998. p. 843-83, vol. 1.

Sans N, Lapègue F. *Ultrassonografia musculoesquelética*. Rio de Janeiro: Revinter, 2012. p. 290.

Sernik RA, Giovanni G. Ultrassonografia sistema músculo-esquelético. São Paulo: Sarvier, 1999. p. 240.

Smythe HA. The repetitive strain injury siyndrome "is referred pain from the neck" *J Rheumatol* 1988;15:1604-8.

Solbiati L, Rizzatto G. Ultrasound of superficial structures. high frequencies, doppler and intervencial procedures. London: Churchill Livingstone, 1995. p. 416.

Uhthoff HK, Loehr JW. Calcific tendinopathy of the rotator cuff pathogenesis, diagnosis, and management. *J Am Acad Orthop Surg* 1997 July;5(4):183-91.

Weiland AJ. Repetitive strain injuries and cumulative trauma disorders. *J Hand Surg* 1996;21A:337.

CAPÍTULO 3
Métodos Diagnósticos por Imagens

☐ ULTRASSONOGRAFIA (ECOGRAFIA)

É de grande valor o conhecimento dos dados clínicos, das alterações dos exames físicos e dos fatores psicológicos na avaliação da **LER/DORT**. A gravidade das lesões pode causar dores insuportáveis, de moderada a grandes limitações funcionais, afetando o ego, levando à irritabilidade, mau humor e modificações do sono que causam depressão, pânico ou desequilíbrio emocional. A valorização da clínica, mesmo quando os exames são normais deve ser considerada, porque, dependendo da fase ou estágio das lesões, podem ainda não ter manifestações macroscópicas por isso não têm expressões ecográficas nem na ressonância magnética (RM).

"Nem sempre a clínica tem correspondência com as imagens quando se faz exames ultrassonográficos pois os mesmos são normais, porque as lesões ainda não são macroscópicas. Da mesma forma que várias lesões ultrassonográficas, muitas das vezes, não estão relacionadas com o quadro clínico, ou seja, os pacientes não mencionam tanta dor, nem muita limitação e nem tanto edema, porque, com o tempo, há adaptação e maior tolerância às dores, e acabam mudando de posições ou até de membro para executar tarefas.".

Na investigação das lesões causadas por esforço repetitivo, deve ser inicialmente utilizada a **ultrassonografia (ecografia)**, que tem papel de destaque para definir a existência ou não de alterações, sendo um exame rápido, inócuo, de custo baixo, facilmente aceitável e o único que permite estudo dinâmico. A tecnologia moderna trouxe transdutores multiplanares de alta resolução e alta frequência de 7 a 18 MHz, utilizando os contrastes das estruturas. Nas últimas décadas, chegaram mais elementos de recursos técnicos como as harmônicas que eliminam os artefatos e os debris ou elementos flutuantes das coleções líquidas, definindo melhor os limites, contornos, a ecotextura das estruturas anatômicas e das lesões com melhor definição e detalhes das alterações. Não precisa de injeção de meio de contraste. A composição de imagens ou a chamada imagem alongada ou panorâmica, atualmente já é feita diretamente, ajudando na avaliação do tamanho, posicionamento e profundidade da lesão no interior do tendão ou músculo, facilitando a identificação das estruturas. Dispensa o uso de sedação ou de anestesia. É preciso ter bom conhecimento do equipamento utilizando os recursos técnicos, estar seguro quanto à anatomia e uma rotina completa para fazer **US** da região, identificando as lesões e diferenciando-as para evitar falso-negativos ou falso-positivos. As sondas apresentam tamanho ou comprimento de 3 a 4 cm ou de 5 a 6,5 cm, portanto com pequenas espessuras, mas se pode fazer composição de imagens ou junção de imagens e, recentemente, as feitas em panorâmicas diretamente nas máquinas mais modernas. O estudo ultrassonográfico pode ser feito em profundidades de 0 a 10 cm e espessuras de 4 a 10 cm. Geralmente, utilizamos dois planos: axial (transverso) e sagital (longitudinal). A escolha da frequência da sonda depende da espessura da região e do biotipo: grande espessura ou obeso usa-se baixa frequência de 5 a 7 MHz; de espessura média ou biotipo normal utiliza-se > 7 a 12 MHz; pequena espessura ou baixo peso recomendado > 13 a 18 MHz.

As causas de erros técnicos nas imagens ultrassonográficas são: a escolha errada da frequência da sonda, falta de gel para bom contato, excesso de compressão do transdutor ou inclinação da sonda causando efeito anisotrópico (artefatos), que resultam em imagem distorcida e/ou dificuldade de análise.

Para melhor dissociação das estruturas, mesmo com a utilização de equipamentos modernos pode ser usado uma bolsa compacta de gel (Kiteco ou afastador) ou Zoom (ampliação).

É de rotina, na primeira vez estudar-se as principais regiões com ou sem clínica, pela ultrassonografia, por exemplo, no membro superior: ombros, cotovelos e punhos, definindo as regiões afetadas que deverão ser tratadas e acompanhadas. Os braços, antebraços e mãos apresentam menos lesões ou refletem as dores dos ombros, cotovelos e punhos. Nos membros inferiores, são mais acometidos os quadris, joelhos, tornozelos, tendões do calcâneo e pés e mais raramente coxas e pernas. Com relação à ultrassonografia já tínhamos abordado nos capítulos anteriores quanto às indicações, vantagens e limitações, tipos de lesões, regiões acometidas, formas agudas, subagudas e crônicas. A **US** orienta, acompanha ou dispensa o tratamento. Também identifica piora do quadro ou aparecimento de complicações com determinação de mudança do tratamento. Diferencia achados de **LER/DORT** com outras doenças ou associação a outras lesões.

☐ DOPPLER COLORIDO E *POWER* DOPPLER

O **Doppler colorido** ou *color* **Doppler** que faz o estudo do fluxo vascular arterial e venoso, determinando a velocidade e o índice de resistência e, o *power* **Doppler** mostra o fluxo pulsátil superficial (até capilar), podendo ressaltar melhor o local de rupturas tendíneas parciais, demonstrar atividade de doença com hipo ou hiperfluxo vascular periféricos ou centrais em tendinoses ou tendinopatias, tenossinovites, paratendinites, bursites, sinovites e associação com infecções (abscessos), identificar tecido fibrótico ou necrosado em estruturas tendíneas, ligamentares ou musculares em pós-operatório, caracterizar nódulos sólidos, císticos e mistos ou outras complicações como coleções líquidas. São importantes para pesquisas de atividades das lesões pricipalmente nos processos agudos como sinovites, tenossinovites, paratendinites, bursites e fasciites.

Enfim, a ultrassonografia é utilizada nos exames adimissionais, para avaliar redução dimencional das lesões, conduzir a modificação do tipo de tratamento, orientar troca de função ocupacional, determinar que tem condições de voltar ao trabalho e de demonstrar que está bem afetado pelos microtraumas repetitivos, podendo ser importante para suspender demissões.

☐ RADIOGRAFIAS

Em seguida, a US deverá ser complementada com **radiografias convencionais ou digitais** para estudo dos ossos (perióstio, cortical e medular) e articulações com identificação de fraturas em geral, avulsões osteocondrais, destruições cartilaginosas degenerativas com cistos subcondrais e artroses, fraturas de estresse, osteonecroses, periostites e tumores. Em geral, são feitas, no mínimo, em duas incidências e algumas vezes posicionamentos especiais para melhor dissociação das estruturas, por exemplo, para: ombros, punhos, quadris, joelhos e pés. As radiografias não são satisfatórias para partes moles porque não conseguem discernir as estruturas, apenas identificam fragmentos ósseos, osteocondrais, calcificações, corpos estranhos radiotransparentes, gases ou aumentos de volumes.

☐ TOMOGRAFIA COMPUTADORIZADA

A **tomografia computadorizada (TC)** foi desenvolvida por Godfrey Hounsfield e sua equipe em meados da década de 1970. Os princípios básicos de funcionamento permanecem os mesmos até hoje, com um tubo de raios X que gira em torno do paciente, emitindo radiação de forma constante através de um feixe extremamente colimado. Esta radiação atravessa o paciente e atinge uma camada de detectores no lado oposto do tubo. Os aparelhos de tomografia computadorizada foram classificados em gerações conforme se dava o avanço tecnológico. Com o aperfeiçoamento da tecnologia, desenvolveu-se um sistema no qual o tubo efetua giros de 360° ininterruptamente em torno do paciente, permitindo que a mesa de exames fosse deslocada com uma velocidade constante pré-programada através do *gantry*; isto provocava a formação de uma espiral imaginária entre o tubo e o paciente e, daí, o nome Tomografia Computadorizada Helicoidal. Atualmente, com os tomógrafos *multislice*, com múltiplas camadas de detectores, estão sendo realizados exames cada vez mais rápidos e com uma impressionante melhoria na qualidade das imagens, sendo possível a obtenção de imagens através de reconstruções multiplanares, tridimensionais (3D) e imagens com espessura submilimétrica.

A TC ajuda na avaliação das estruturas osteoarticulares, na identificação de calcificações e no diagnóstico de lesão expansiva, mas, algumas vezes, tem certas limitações com pouca expressão das partes moles, não sendo o método de escolha para estudo dos tendões, bainhas de tendões, fáscias, músculos e pele. Deve ser lembrado que a TC é um exame com radiação ionizante e com dose de radiação bem maior do que é usado das radiografias.

Outro fator é que, às vezes, necessita do uso de meio de contraste à base de iodo, que pode causar reações adversas que podem variar desde um mal-estar, *rash* cutâneo até reações graves como broncospasmo e mesmo parada cardiorrespiratória. Estas reações diminuíram muito hoje em dia, com o uso dos meios de contraste iodados não iônicos, mas para serem evitadas, todo paciente ao se submeter à TC, responde um questionário onde é sempre averiguado a existência de comorbidades e de outros tipos de reações alérgicas tidas no passado.

A TC é feita com exploração bilateral ao se estudar as extremidades, permitindo comparar o lado contalateral normal com o alterado. Dá excelente visibilidade às diversas lesões ósseas, como fraturas, necroses, inflamações, infecções e tumorações. Mostra diversas alterações nas articulações como: subluxação, luxação, fratura-luxação, derrame, inflamação, infecção, degeneração ou artrose, mas, por vezes, é preciso a introdução de contraste intra-articular (**artrotomografia**), principalmente para melhor demonstrar as rupturas tendíneas, ligamentares e capsulares e as capsulites adesivas. Pode ser empregada na investigação das afecções tendíneas agudas, subagudas ou crônicas por ruptura, fissura, desinserção, doenças de depósitos (calcificações, fibroses, tofos, xantomas e outros), microtraumas repetitivos (**LER/DORT**), inflamatórias (reumáticas ou poliartrite reumática), infecciosas (bacteriana ou tuberculosa), entesopatias (tendinopatias ou tendinoses de inserção dos tendões por traumatismo ou inflamação reumática). Também pode demonstrar bursites, tenossinovites, paratendinites, cistos sinoviais articulares, para-articulares ou de bainhas de tendões e, tumores de tendões, de bainhas de tendões, de músculos, de pele, articulares ou ósseos, sobretudo nos equipamentos multidetectores.

☐ CINTILOGRAFIA

A **cintilografia** é uma modalidade funcional de diagnóstico por imagem que envolve a utilização de isótopos radioativos, que são ligados a substâncias traçadoras ou carreadoras, formando os radiotraçadores ou radiofármacos, que, ao se distribuir ou depositar nos diversos tecidos, refletem o metabolismo celular. No sistema musculoesquelético, o radiofármaco é injetado por via venosa e a substância entra no metabolismo ósseo, localizando-se onde o equilíbrio tenha sido alterado, de maneira a ser possível a identificação de hiperemia e aumento da permeabilidade vascular, presentes em doença inflamatória em atividade, além da atividade osteoblástica. Este método de imagem também evoluiu muito com o passar do tempo, e as máquinas atuais têm muitos recursos, tornando-se um meio de grande importância no sistema musculoesquelético. Entretanto, é um método pouco empregado nas alterações por **LER/DORT** porque demonstra mais as lesões ósseas e articulares com pouca sensibilidade e sem especificidade para lesões de partes moles, sendo útil na diferenciação de alterações inflamatórias de outras origens, nas infecciosas e tumorais. Existem aplicações venosas de radiofármacos como Tecnésio, Gálio e/ou outras.

☐ RESSONÂNCIA MAGNÉTICA

A descoberta da **RM** com utilização a partir de 1984 causou um grande impacto no meio radiológico. Trouxe um método que até a presente data é inócuo, com excelente resolução e especificidade, caracterizando as lesões ou tecidos, definindo melhor as estruturas. Utiliza a energia do núcleo atômico dos prótons, principalmente do Hidrogênio, presente na água do corpo humano. As imagens são feitas pelo movimento dos prótons e em tempo de relaxamento com base nas propriedades dos diferentes tecidos através das imagens em T1 e T2. Obtemos, basicamente, imagens em três planos ortogonais: sagital, coronal e axial, mas podem ser obtidas imagens em qualquer outro plano. Atualmente, as imagens são obtidas em um tempo bem curto, visto que as sequências são bem mais rápidas nas aquisições, com melhor qualidade das imagens e custo menor pela mudança do sistema de refrigeração. Os equipamentos modernos com 1,5 Tesla e 3 Tesla são de alto campo, mostram imagens extraordinárias, recursos de reconstruções e outras vantagens, que antes não eram disponíveis nos equipamentos de 0,5 tesla e de baixo campo (que são basicamente as máquinas abertas, de 0,2 a 0,3 tesla. Ainda pode-se usar meio de contraste venoso ou intra-articular (gadolínio), que praticamente não desencadeia reações adversas graves como o iodo na TC que melhoram muito os detalhes das estruturas. Também pode ser utilizado sequências com supressão de gordura. As imagens de RM são descritas de acordo com a intensidade do sinal encontrada nos diversos tipos de sequências. Observam-se, basicamente, os sinais nas imagens em sistema musculoesquelético, em três formas: **baixo** – em ossos, tendões, líquidos e gordura; **alto** – líquido e gordura; e **intermediário** – cartilagem articular. À semelhança de outros métodos de imagem, usa-se a terminologia HIPO, ISO ou HIPER para descrever-se o aspecto encontrado.

ARTRO-RM é excelente método na pesquisa de capsulite adesiva, pequenas rupturas parciais de tendões, cápsulas ou labros.

A **RM** deve ser empregada para investigar rupturas ligamentares ou tendíneas, lesões labrais ou meniscais e pequeninas coleções articulares, de bainhas de tendões, paratendões ou em bursas. Nem sempre tendinopatias crônicas fibróticas e calcáreas, paratendinites ou tenossinovites antigas com proliferações sinoviais dão sinais na **RM**, ou a presença de cálcio, o que gera áreas de ausência de sinal (imagem "preta") resultando em falso-negativos, o que tem confundido em muitas situações e deixando de ser tratado ou de ser considerado como caso de **DORT**. A **RM** é também um excelente método para estudo de edema ósseo, osteonecrose e lesões tumorais.

☐ BIBLIOGRAFIA

Azócar P. Sonography of the hand: tendon pathology, vascular disease, and soft tissue neoplams. *J Clin Ultrasound* 2004;32:470-80.

Berquist T. *MRI of hand and wrist*. Philadelphia: Lippincott, 2003.

Bluth E, Arger PH, Benson CB *et al. Ultrasound: a practical approach do clinical problems*. New York: Thieme, 1999. p. 676.

Brasseur JL, Tardieu M, *Ultrassonografia do aparelho locomotor*. Rio de Janeiro: Médica e Científica, 2004. p. 216.

Breidahl WH, Newman JS, Taljanovic MS *et al.* Power doppler sonography in the assessment of musculoskeletal fluids collections. *AJR* 1996;166:1443-46.

Chung CB, Steinbach SL. *MRI of the upper extremity: shoulder, elbow, wrist and hand*. Philadelphia: Lippincott Wiliams Wilkins, 2010.

Fernandes JL, Vianna SL. *Diagnóstico por imagem em reumatologia*. Rio de Janeiro: Guanabara Koogan, 2007. p. 513.

Gomes MJ. *Atlas comentado de ultrassonografia músculo esquelética*. Rio de Janeiro: Revinter, 2004. 476 p.

Holsbeeck MTV, Introcaso JH. *Musculoskeletal ultrasound*. 2nd ed. ST Louis USA: Mosby, 2001. p. 648.

Lee D, Holsbeeck MT, Janevski PK *et al.* Diagnosis of carpal tunnel sindrome. Ultrasound *versus* electromyography. *Radiol Clin North Am* 1999;37:859-72.

Morvan G, Busson J, Wybier M. *Tomodensitométrie du pied et de la cheville*. Paris: Masson, 1991. p. 185.

Newman JS, Adler RS, Bude RO. Detection of soft-tissue hyperemia: value of power doppler sonography. *AJR* 1994;163:385-89.

Newman JS, Laing TJ, MacCarthy CJ *et al.* Power Doppler sonography of synovitis: assessment of therapeutic response – Preliminary observations. *Radiology* 1996;198:582-84.

Noetherall PJ. Magnetic resonance muscusketetal soft tissue imaging. *Imaging Clin North Am* 1995 Nov.;3(4).

Rubin JM, Bude RO, Carson PL *et al.* Power Doppler US: a potentially useful alternative to mean frequence based color Doppler US. *Radiology* 1994;190:853-56.

Sans N. Lapègue F. *Ultrassonografia Musculoesquelética*. Rio de Janeiro: Revinter, 2012. p. 290.

Sernik RA, Giovanni G. *Ultrassonografia sistema musculoesquelético*. São Paulo: Sarvier, 1999. p. 240.

Solbiati L, Rizzatto G. *Ultrasound of superficial structures. High frequencies, Doppler and intervencial procedures*. London: Churchill Livingstone, 1995. p. 416.

Weatherall PT *et al.* Musculotendinous injury. *Magn Resonan Imaging Clin N Am* 1995 Nov.;3(4) Musculoskeletal Soft -Tissue Imaging, Philadelphia, 825 p.

CAPÍTULO 4
LER/DORT em Membro Superior

No membro superior, a US vem sendo empregada em grande escala para pesquisa de **LER/DORT**. A incidência de lesões do tipo de tenossinovites, tendinopatias, tendinoses, paratendinites, miosites e bem menos comum a síndrome do túnel do carpo, enquanto são reduzidas as taxas de diagnóstico de dedos em gatilho, sinovites, derrames articulares, rupturas tendíneas, síndrome cubital e de nódulos císticos. Ainda são raros os casos de síndrome do canal de Guyon e de nódulos sólidos. Quanto às modificações de placas volares e polias, na literatura, não existe citações relacionadas com lesões por movimentos repetitivos, e começamos, agora em 2014, a pesquisar, porque também se precisava de equipamento mais sofisticado com transdutores com frequências de 18 MHz e de maior tempo para estudo nos casos com relatos clínicos.

O quadro clínico de dores leve passa progressivamente e lentamente, unilateral para depois ser bilateral, com alguns edemas, limitações, queimações, formigamentos e dormências, perda de força, cansaço e peso. Atingem profissionais que fazem muitos movimentos repetitivos (operadores de *telemarketings, secretários, bancários, dentistas,* engenheiros, musicistas (pianistas), artistas plásticos, designs, artesões, massagistas, cabeleireiros, carregadores, pedreiros, pintores, eletricistas, pescadores e muitos outros) e atividades físicas profissionais (jogadores de volei, tênis, basquete, remadores, nadadores etc.) e outras por *hobby* ou prazer.

Os tratamentos fisioterápicos, anti-inflamatórios, relaxantes musculares por longo tempo, ajudam a amenizar as alterações por um bom tempo, sem recorrer a afastamento do trabalho.

Os exames de **Doppler colorido** e *power* **Doppler** ainda não são utilizados de rotina na investigação de atividade da doença.

A eletroneuromiografia (**ENMG**) é fundamental para identificar ou confirmar os achados ultrassonográficos de alterações de nervos principalmente do mediano e do ulnar, e alterações de radiculopatias.

A **RM** sempre deve ser feita para correlação com a **US**, mas lembrar que mesmo as máquinas modernas de 1,5 ou 3 Tesla, diante de lesões crônicas com fibroses, depósitos calcáreos, proliferações sinoviais ou outras alterações podem não dar sinais, causando falso-negativos.

A TC, às vezes, pode ajudar no diagnóstico, porém devemos reservar a execução pela radiação e pelas alterações adversas que o contraste injetado pode causar.

Por isso a US continua sendo o melhor exame para estudo das alterações de LER/DORT, desde que seja feito por profissional experiente na área.

A seguir, descreveremos as lesões detectadas por regiões.

☐ CINTURA ESCAPULAR, OMBRO E BRAÇO

Clinicamente, apresentam dores de intensidade variável com ou sem restrições de movimentos, principalmente para elevação do braço ou extensão posterior, dando reflexo inferior até o braço distal, às vezes estalidos e edemas. Também pode ser identificados imagens nodulares em tecido celular subcutâneo, musculares, peri ou para-articulares. Atrofias ou hipotrofias ocorrem associadas às rupturas de tendões, ligamentares ou neuropatias. Hematomas podem estar presentes nas rupturas completas ou amplas de manguitos, de tendão do bíceps braquial proximal, ligamentares ou musculares e fraturas de clavícula, acrômio ou úmero. Portanto, é sempre importante fazer a US e as **radiografias** inicialmente, antes da utilização de outros métodos de imagens.

Na US, é importante o estudo anatômico de cada região utilizando-se manobras para o estudo dinâmico, que facilitam a visualização de certas estruturas e detectam alterações nem sempre avaliadas de forma estática.

A seguir, passaremos a descrever as principais lesões analisadas pelas ultrassonografias.

Manguito rotador

Tendinopatias e tendinoses

As tendinoses são lesões degenerativas produzidas por microtraumas repetitivos levando à hipóxia local do tendão, que se apresenta com espessamento, edema e hipoecogenicidade, frequentemente em tendão supraespinal anterior próximo à grande tuberosidade do úmero ou em subescapular. As tendinopatias são lesões degenerativas crônicas microtraumáticas repetitivas com alterações de contornos e/ou da espessura, heterogenicidade ecogênica ou hiperecogênica pela fibrose ou depósito calcáreo nas fibras tendíneas, que, na maioria das vezes, ocorre nos tendões do supraespinal lateral e anterior, subescapular e menos frequentemente em infraespinal. A US ajuda muito no diagnóstico e na definição da lesão. É indicado o **Doppler colorido** para investigar atividade inflamatória nas lesões (Figs. 4-1 a 4-3).

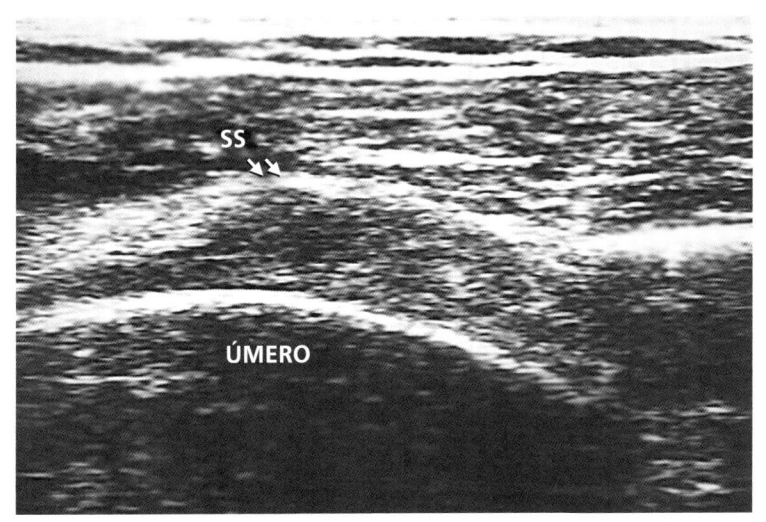

Fig. 4-1. Tendinose do supraespinoso. Foco hipoecoico com limites definidos no ombro direito.

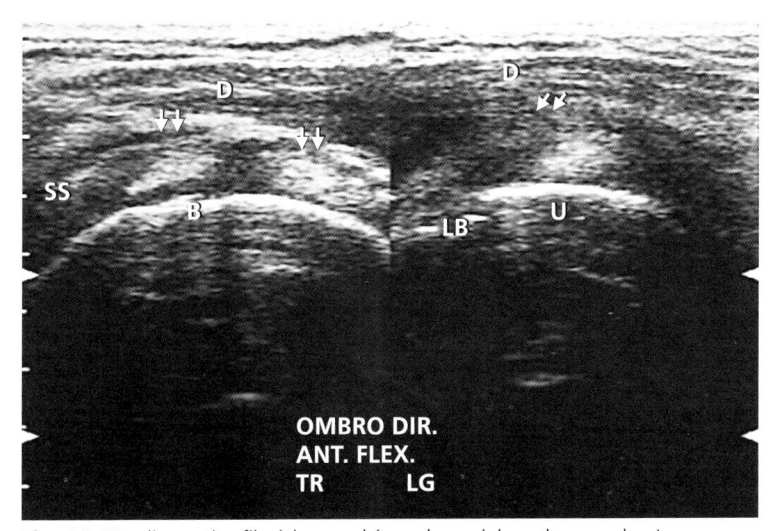

Fig. 4-2. Tendinopatias fibróticas no bíceps braquial e subescapular. Imagens ecoicas e brilhantes no corte transverso e isolada do bíceps braquial no corte longitudinal.

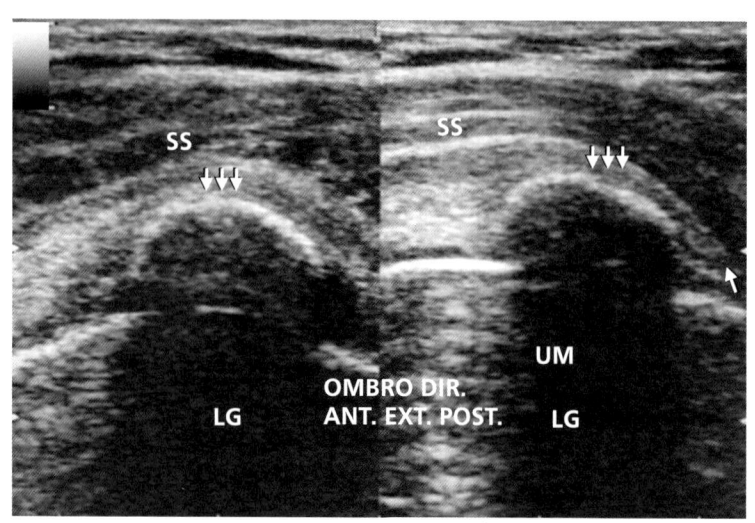

Fig. 4-3. Tendinopatia calcárea do supraespinoso. Área curva hiperecoica com sombra acústica posterior na região da grande tuberosidade do úmero direito.

Rupturas

- *Rupturas tendíneas:* podem ser parciais ou completas, ocorrendo no manguito rotador em mais 80 a 90% na zona crítica do supraespinal no nível da grande tuberosidade do úmero, que é mais sensível pela baixa vascularização. Observa-se ruptura, completa descontinuidade tendínea, de grande a ampla ou total com hipoecogenicidade, ausência das fibras tendíneas e retração, derrame articular, bursite e tenossinovite do bíceps braquial e descida do músculo deltoide – "sinal da cabeça careca". As rupturas parciais se apresentam de três formas: na superfície superior, na face articular ou intrassubstancial do tendão. Há redução de espessura, irregularidades de contornos, ecotextura modificada com imagem anecoica ou hipoecoica em lesões recentes e, ecoica ou hiperecoica nos casos antigos pelo aparecimento frequentemente de fibrose ou cálcio. Na ruptura do tendão do subescapular, pode ser detectado derrame articular e tenossinovite do cabo longo do bíceps braquial e desvio medial do tendão de bíceps braquial. No tendão infraespinal e supraespinal, posteriormente, levam à redução muscular volumétrica posterior da região, hipotrofia ou atrofia importantes. O **Doppler** colorido ajuda a localizar pequenas rupturas pelo fluxo no local (Figs. 4-4 a 4-7).

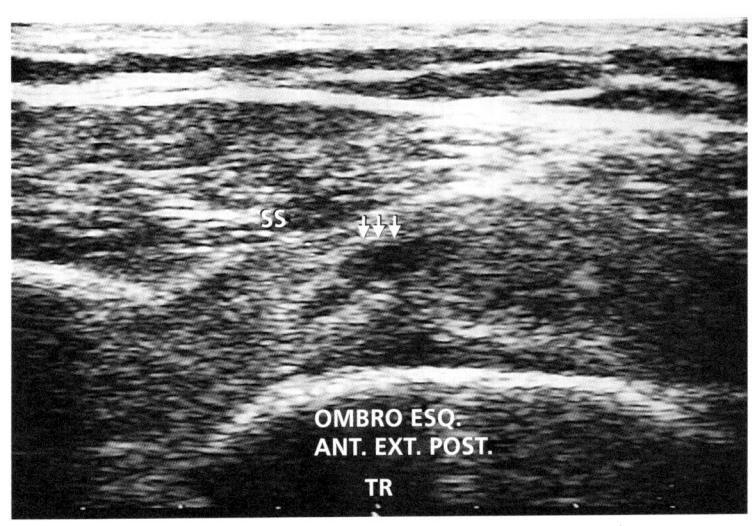

Fig. 4-4. Ruptura parcial do tendão do supraespinoso. Pequenas áreas hipoecoicas no manguito rotator no nível da grande tuberosidade do úmero esquerdo.

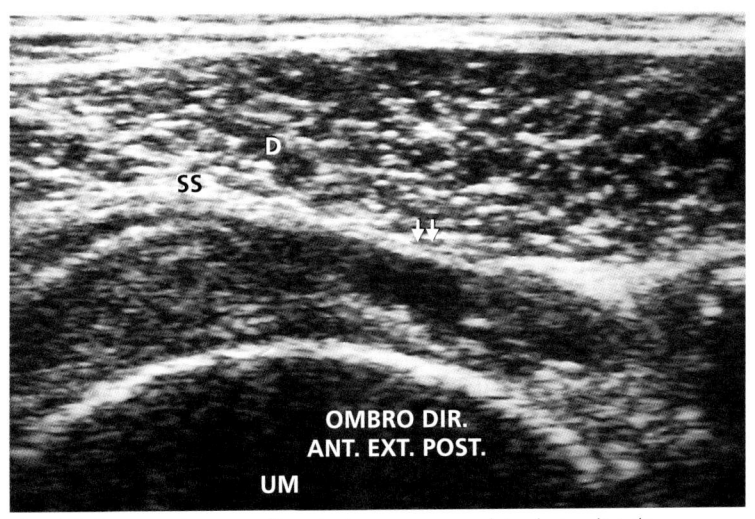

Fig. 4-5. Ruptura do manguito rotador quase completa do tendão do supraespinoso do ombro direito, redução da espessura do tendão com hipoecogenicidade na metade superior.

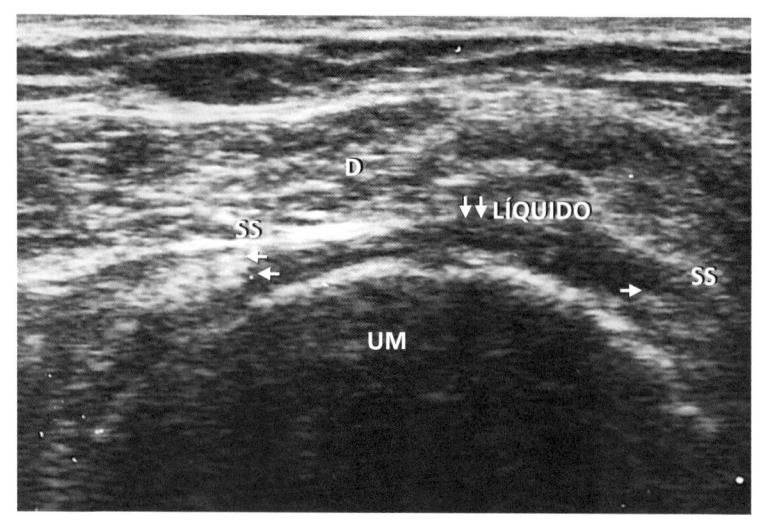

Fig. 4-6. Ruptura completa do manguito rotador no supraespinoso do ombro direito. Grande descontinuidade das fibras, com redução da espessura, hipoecogenicidade e retração com descida do músculo deltoide.

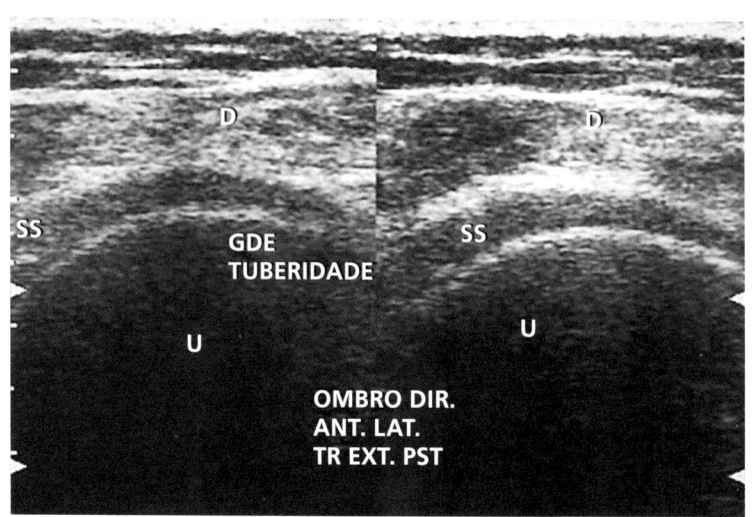

Fig. 4-7. Ruptura completa do supraespinoso anterolateral. Redução importante da espessura do manguito rotador direito.

- *Rupturas ligamentares:* vista, por exemplo, em ligamento coracoacromial apresentando afilamento ou descontinuidade, desvio medial das estruturas, ou edema e espessamento ligamentar. São pouco comuns de estarem associadas a síndromes de impactos repetitivos.

Tendão do bíceps braquial

- *Tendinose/tendinopatia:* mostra espessamento e hipoecogenicidade do tendão no nível do ombro ou terços proximal e médio proximal do braço ou, ainda, no bíceps braquial distal. As tendinopatias crônicas fibróticas ou calcáreas são ecogênicas ou hiperecogênicas, e as agudas mostram espessamento por edema com hipoecogenicidade tendínea (Fig. 4-8).

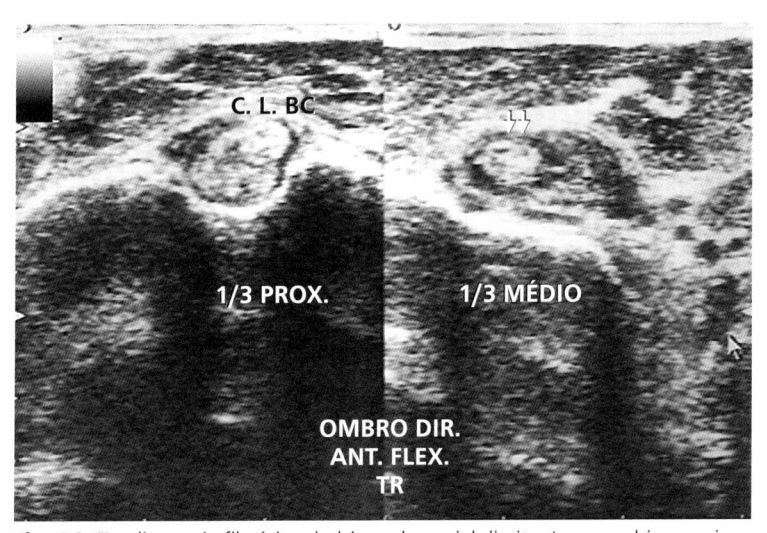

Fig. 4-8. Tendinopatia fibrótica do bíceps braquial direito. Imagem hiperecoica, volumosa na goteira biceptal.

- *Tenossinovite do cabo longo do bíceps braquial proximal:* apresenta líquido na bainha, sendo variável de pequena a grande coleção, e bastante frequentes (Figs. 4-9 a 4-12).

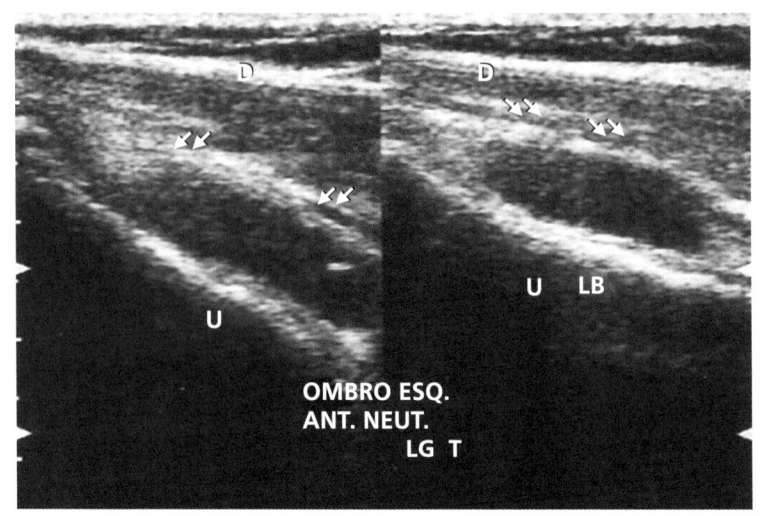

Fig. 4-9. Tenossinovite do cabo longo do bíceps braquial. Espessamento com líquido anecoico na bainha do bíceps braquial proximal do ombro esquerdo.

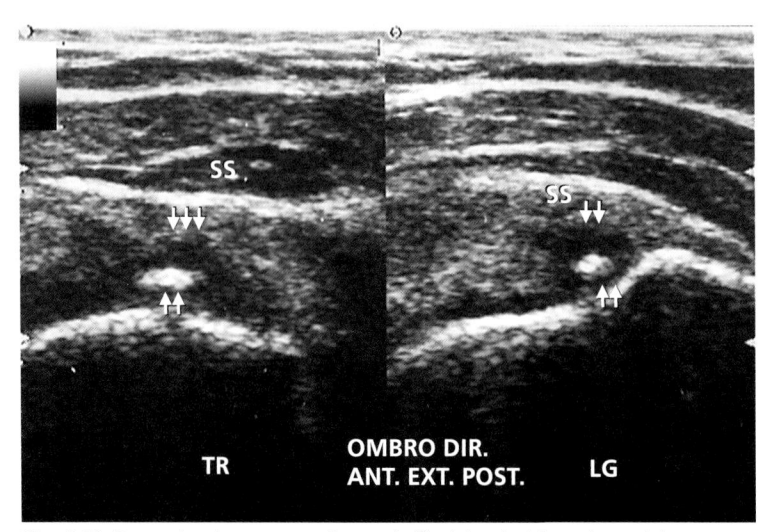

Fig. 4-10. Tenossinovite com tendinopatia fibrótica do bíceps braquial na goteira. Pequena quantidade de líquido na goteira biceptal com foco hiperecoico.

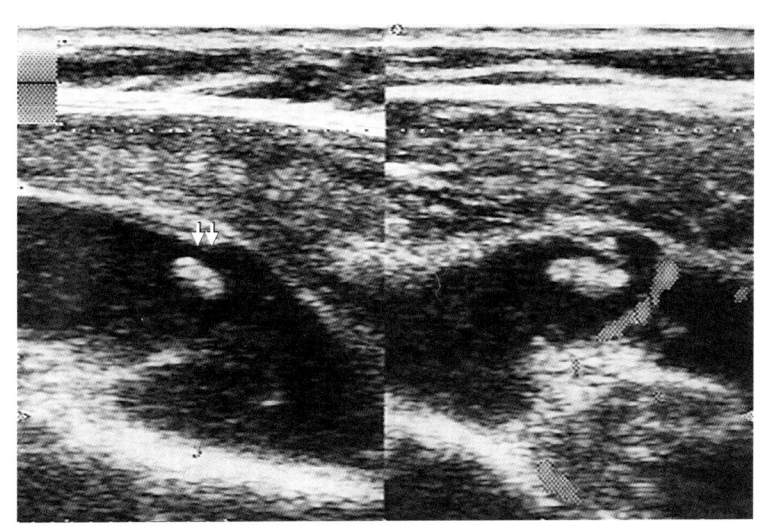

Fig. 4-11. Tenossinovite volumosa do cabo longo do bíceps braquial com tendinopatia. Grande quantidade de líquido na bainha do cabo longo do bíceps braquial com imagem hiperecoica por fibrose.

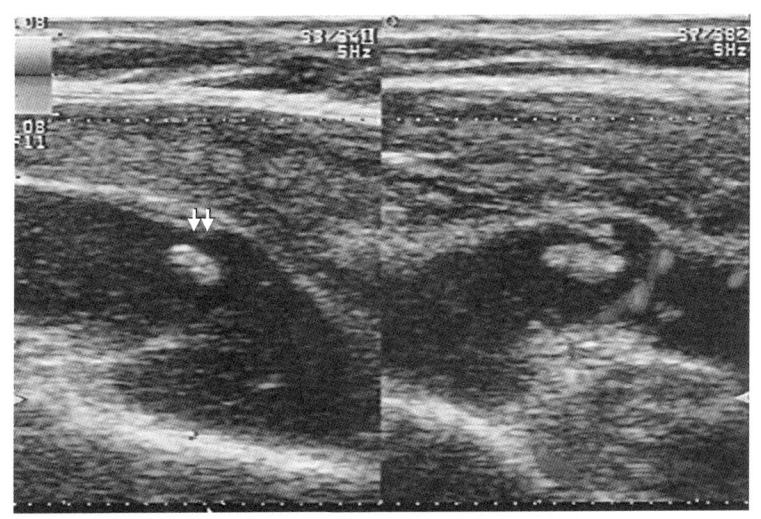

Fig. 4-12. Doppler colorido com fluxo vascular periférico medialmente na tenossinovite do cabo longo do bíceps braquial esquerdo. (Ver *Prancha* em *Cores*.)

- *Ruptura:* parcial ou total no bíceps braquial no ombro ou terços superior, médio ou distal do braço, com descontinuidade, interrupção e esgarçamento, afilamento, retração tendínea e muscular, hematoma ou coleção líquida, desvio de tendões do ombro, bursites subdeltoide-subacromial ou escapular quando no ombro e, biceptorradial no braço distal, geralmente, tem edema do tecido celular subcutâneo e/ou muscular (Fig. 4-13).

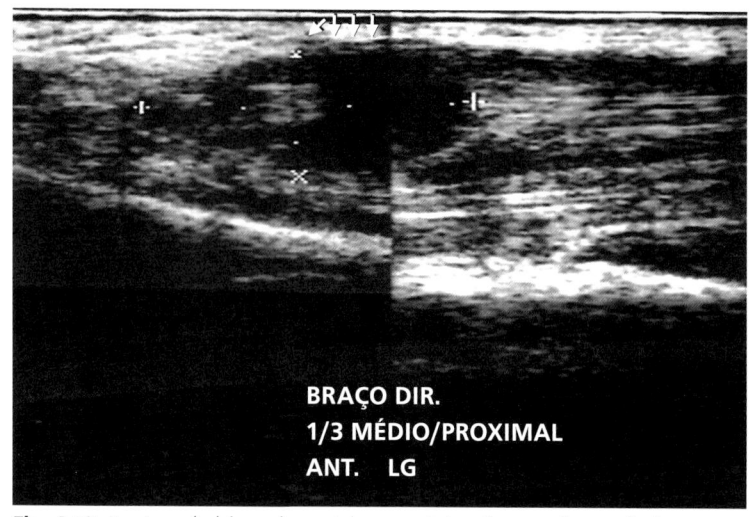

Fig. 4-13. Ruptura do bíceps braquial, musculotendínea no braço direito no terço médio proximal com descontinuidade hipoecoica e anecoica por líquido.

Também pode ser aplicado o **Doppler** colorido e *power* **Doppler** para ajudar a localizar a lesão mostrando pelo fluxo vascular ou hiperemia ou vasos na região da ruptura ou nos locais de inflamações.

- *Luxação ou subluxação:* do tendão do bíceps braquial proximal, há desvio medial com relação à goteira bicipital, em geral secundária à ruptura do tendão do subescapular.

Tendão do tríceps

- *Tendinose:* há redução de ecogenicidade (hipoecogenicidade) com espessamento por edema na fase aguda.
- *Tendinopatia:* existe, às vezes, hiperecogenicidade ou ecogenicidade em virtude de fibrose ou cálcio em tendão distal próximo ao olecrânio.
- *Entesopatia:* na região olecraniana, tem enteses de fixação do tendão podendo surgir fibrose ou depósito calcáreo ou ossificação.

- *Ruptura:* na **parcial**, tem alterações da textura pelo edema quase sempre hipoecoico e aumento da espessura. Na **completa**, observa-se ausência do tendão pela descontinuidade e retração com coleção líquida na região.

    O **Doppler colorido** e o *power* **Doppler** devem ser utilizados para facilitar a identificação das lesões e verificar hiperemia pelo aumento de vascularização pela inflamação.

Síndrome de impacto

Constantes microtraumas na região do manguito rotador por hipertrofia do ligamento coracoacromial, hipertrofia óssea subacromial (esporão subacromial) ou tendinopatia crônica fibrótica e, principalmente, calcárea, causando impacto constante. O quadro apresenta dores geralmente intensas, acompanhadas de limitações em certos movimentos com reflexo para o braço. Na evolução, a **US** detecta tenossinovites, tendinopatias, ruptura, bursite e derrame articular. É fundamental a realização de **radiografias** para análise óssea, e, às vezes, há necessidade de fazer **artroressonância** para identificar pequenas rupturas do manguito rotador ou capsulite adesiva.

Derrames articulares

Sinais de líquidos em espaços articulares glenoumeral ou acromioclavicular de pequenas a grandes coleções, isoladas ou associadas a outras alterações.

Bursites

Bolsa sinovial acessória virtual que pode encher de líquido sinovial, hematoma, inflamação, com conteúdo totalmente límpido (anecoica) são **agudas** ou com elementos flutuantes, por hemorragias, proliferações sinoviais ou corpos livres (hipoecoicas, ecoicas ou mistas) nas **crônicas**. Em geral, estão associadas a outras lesões, e dificilmente com apresentação isolada. O *power* **Doppler** e o **Doppler colorido** demonstram melhor a existência e o grau de inflamação (Figs. 4-14 e 4-15).

Lesões labrais

As lesões encontradas são cistos, fissuras ou degenerações. Ocorrem posteriormente ao manguito rotador e são observadas pela US, enquanto as lesões labrais anteriores podem não ser identificadas pela dificuldade de acesso. Causam dores, limitações e estalidos.

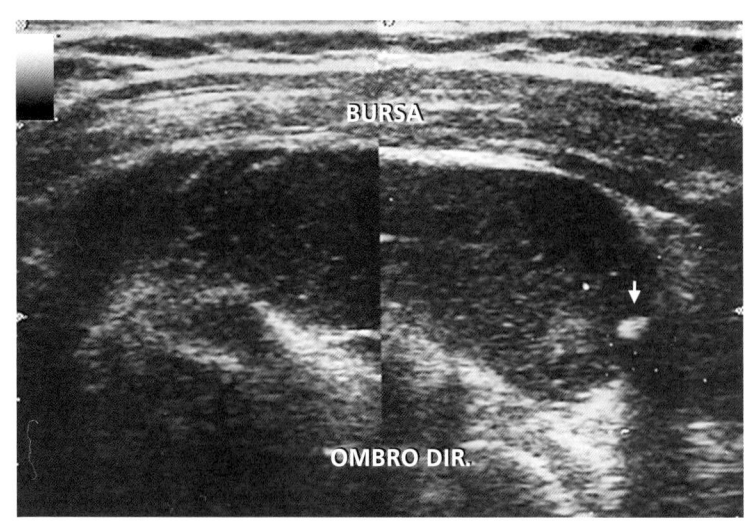

Fig. 4-14. Bursite aguda subdeltoide-subacromial do ombro direito. Distensão da bursa com grande quantidade de líquido.

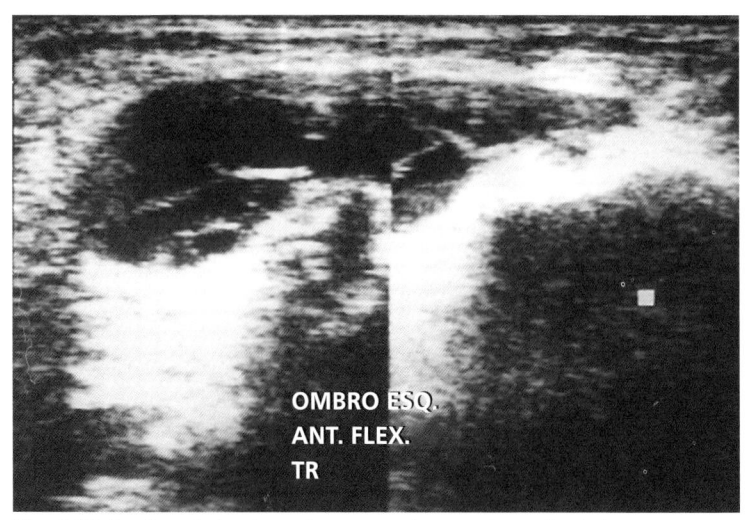

Fig. 4-15. Bursite crônica do ombro esquerdo com distensão da bursa subdeltoide com líquido e proliferações sinoviais.

Capsulites

As capsulites por microtraumas repetitivos e síndrome de impacto podem gerar inflamação capsular com espessamento e adesão, restringindo a movimentação da articulação glenoumeral. Isto origina dores acentuadas e grande limitação. A US ajuda pouco no diagnóstico, melhores são **artro-RM** ou **artro-TC**, que identifica a lesão e trata com a distensão da cápsula pelo contraste e ar injetado (Fig. 4-16).

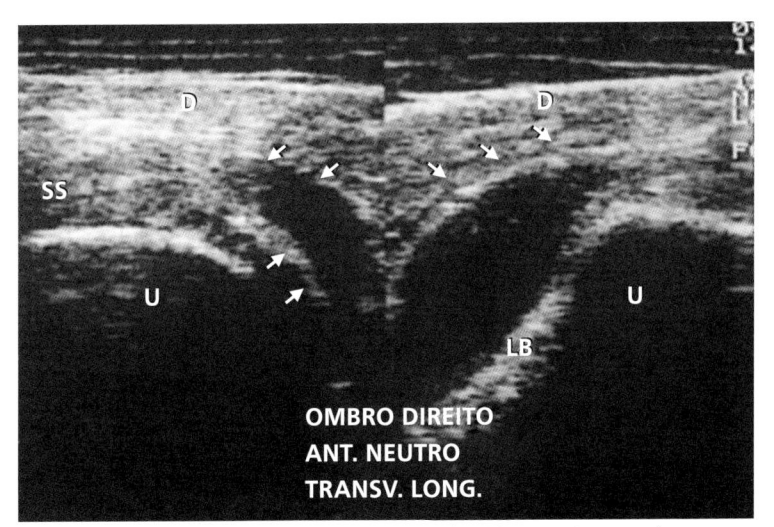

Fig. 4-16. Síndrome do impacto. Cápsula com líquido anecoico anteriormente.

Alterações de cartilagens

Há redução da espessura e da ecogenicidade das cartilagens pelo microtrauma que danifica, causando irregularidades de contornos, às vezes, afetando a cortical óssea. Compromete o espaço articular reduzindo e a região mais afetada é a articulação glenoumeral.

Superfícies ósseas ou corticais ósseas

Ocorrem irregularidades de contornos da cortical óssea com heterogenicidade e cistos subcondrais na cabeça umeral ou na articulação acromioclavicular, em geral nos casos mais antigos de alterações de cartilagens (Fig. 4-17).

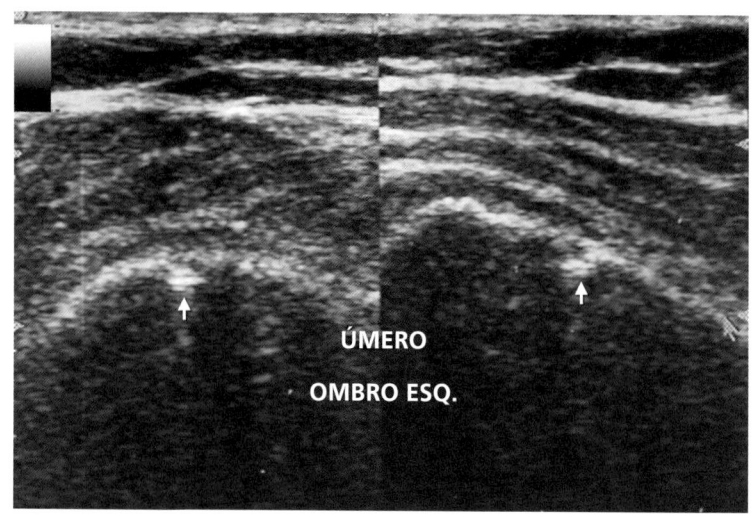

Fig. 4-17. Erosões ósseas com cistos subcondrais com destaque de imagem hiperecoica correspondendo ao maior cisto. Artropatia degenerativa do ombro esquerdo, secundária a ruptura do manguito rotador.

Articulações

Na articulação glenoumeral, pode reduzir a fenda articular, apresentar irregularidades ósseas como redução da cartilagem e evidência de líquido ou derrame. No nível da articulação acrômioclavicular, surge diminuição do espaço articular, alterações das superfícies ósseas, líquido causando derrame articular e espessamento sinovial. Algumas vezes, podem ser encontrados cistos sinoviais peri ou para-articulares, e osteocondromatoses (corpos livres) são menos frequentes. Ainda devem ser citados casos traumáticos sucedidos no trabalho ou na locomoção para o trabalho, causando luxação ou fratura-luxação (Figs. 4-18 a 4-20).

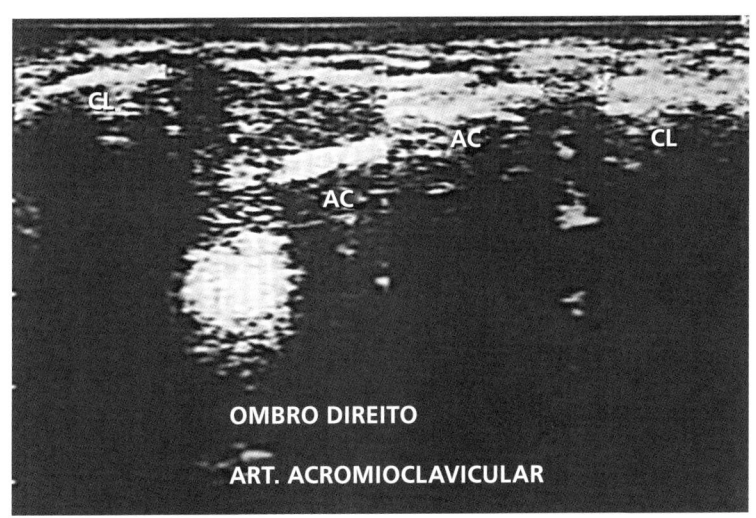

Fig. 4-18. Luxação acromioclavicular direita. Desvio superior e lateral da clavícula com pequena quantidade de líquido em estudo comparativo.

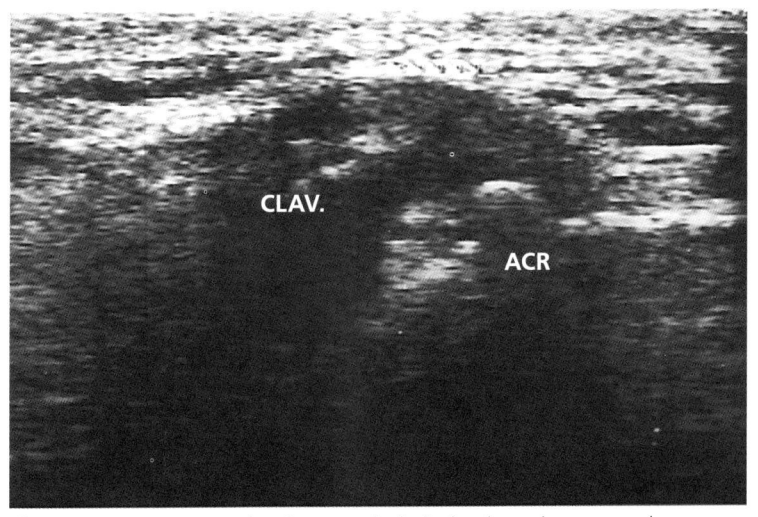

Fig. 4-19. Derrame com sinovite acromioclavicular do ombro esquerdo. Distensão com líquido e elementos hiperecoicos.

Neuropatias

Lesões que afetam o nervo supraescapular e o braquial levando a atrofias ou hipotrofias, limitações, edema e denervação. São encontrados em indivíduos que transportam grandes pesos, que sofrem quedas de maiores alturas e ainda por iatrogenias.

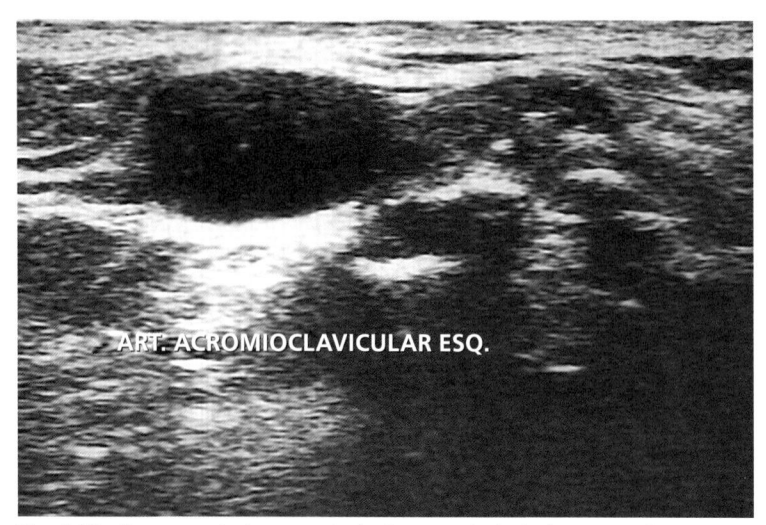

Fig. 4-20. Cisto pararticular na articulação acromioclavicular esquerda. Imagem anecoica de paredes finas.

Iatrogenias

Em procedimentos pós-operatórios, por vezes são identificados por edemas, derrames articulares, restaurações incompletas de tendões ou de ligamentos, bursites, restrições de movimentos, atrofias ou hipotrofias e outras anormalidades.

Miosites

Na cintura escapular, no nível do trapézio ou supraespinal por quadro mais tensionais do que por movimentos repetitivos, causam dores, desconfortos, aumento de volume, rigidez e limitações. À US apresentam espessamento e hipoecogenicidade muscular, devendo ser feito exame comparativo com o contralateral. Por vezes, surgem microtraumas com fibrose ou depósito de cálcio, apresentando imagens ecogênicas ou hiperecogênicas arredondadas, ovaladas ou amorfas. E pode ser empregado **Doppler colorido** para análise de fluxo vascular (Fig. 4-21).

Nódulos císticos ou sólidos

Os cistos articulares ou para-articulares no terço superior do braço no nível do ombro são pouco encontrados, e podem-se apresentar como lesão anecoica ou hipoecoica quando têm conteúdo espesso. Os nódulos sólidos, na maioria das vezes, não têm relação com microtraumas repetitivos. São lesões associadas que devem ser analisadas e excluídas da **LER/DORT**, sendo mais em tecido celular subcutâneo, fáscia aponeurótica e músculo anterossuperiores do ombro, região supraclavicular ou na cintura escapular, no músculo trapézio ou supraespinal ou de região escapular, sendo os tipos mais achados: lipoma, fibroma, fibrolipoma, angiolipoma, xantoma, elasto-

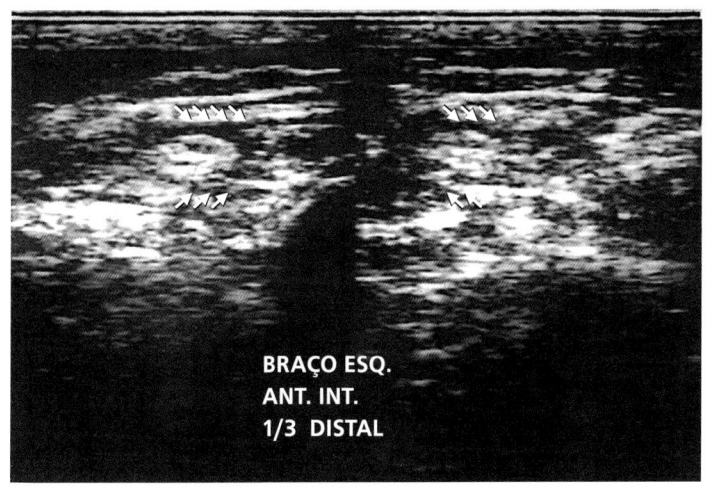

Fig. 4-21. Miosite fibrótica. Fibrose nodular por lesão por movimentos repetitivos com foco arredondado ecogênico em camada muscular do braço esquerdo.

blastoma, histiocitoma, neurofibroma, neurossarcoma, rabdomiossarcoma e/ou outros. É fundamental fazer **Doppler colorido** e *power* **Doppler** para caracterizar a lesão, como benignas sem vascularização ou de leve a poucos vasos, geralmente perifericamente. As malignas apresentam-se com maior fluxo de vasos, que podem ser somente periféricos ou centrais, ou ambos (Figs. 4-22 a 4-26).

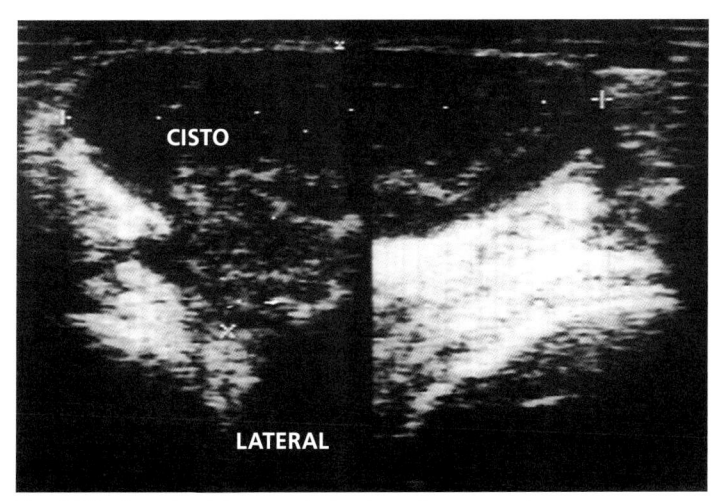

Fig. 4-22. Cisto sinovial para-articular do ombro esquerdo, com ruptura parcial do manguito rotador (supraespinoso). Sinais de líquido medialmente à articulação glenoumeral com elementos flutuantes e/ou proliferações sinoviais.

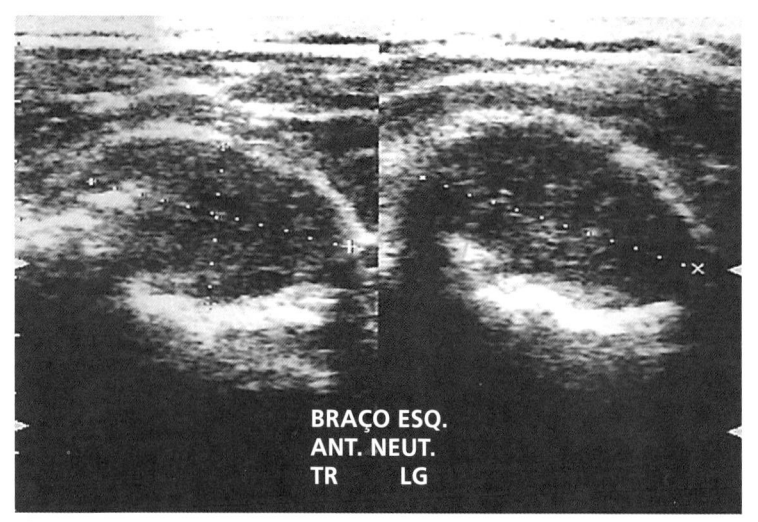

Fig. 4-23. Cisto de conteúdo espesso no cabo longo do bíceps braquial no terço proximal do braço esquerdo. Área hipoecoica com líquido e debris em seu interior.

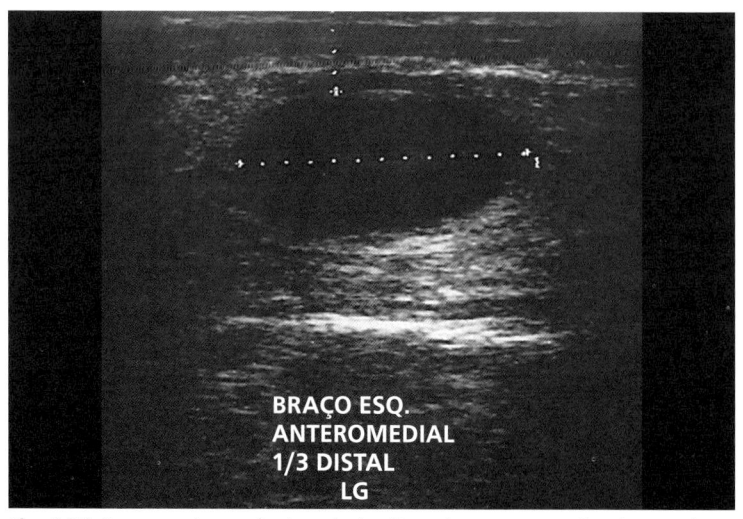

Fig. 4-24. Seroma pós-queda da própria altura. Imagem anecoica circunscrita com reforço acústico posterior no braço esquerdo em camada muscular superficial.

Capítulo 4 ■ LER/DORT em Membro Superior   61

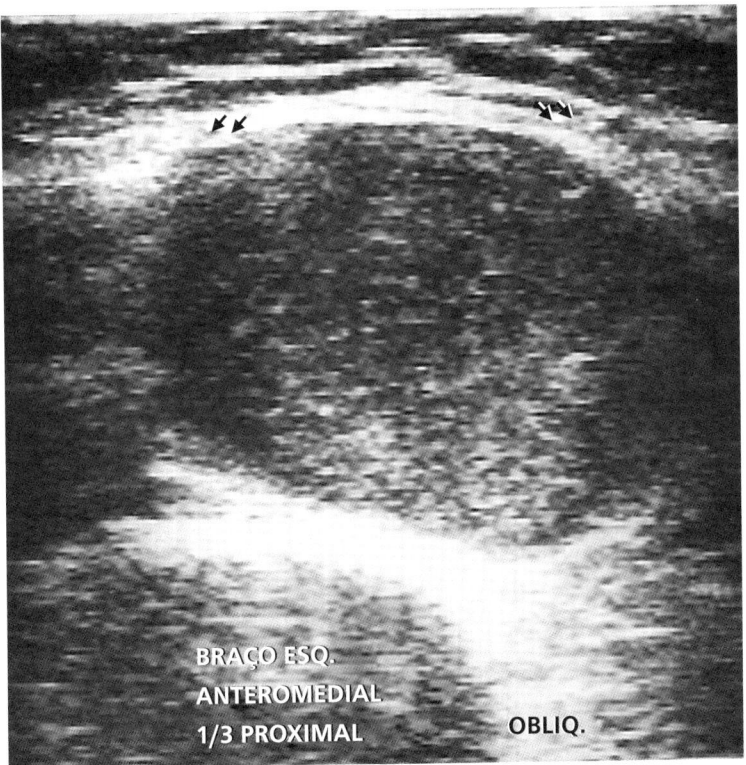

Fig. 4-25. Nódulo sólido hipoecoico homogêneo de limites definidos e contornos regulares no terço proximal do braço esquerdo.

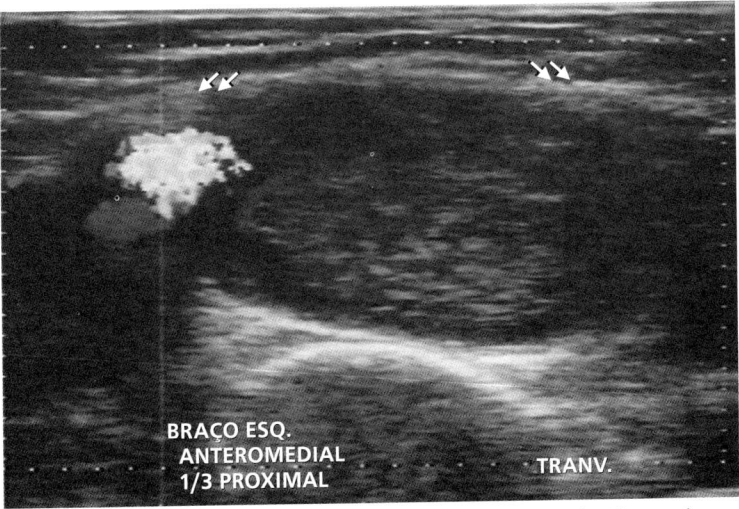

Fig. 4-26. Doppler colorido de lesão nodular do braço esquerdo. Hiperemia lateral e inferior na periferia da lesão. (Ver *Prancha* em *Cores*.)

☐ COTOVELO E ANTEBRAÇO

Clinicamente, nos microtraumas repetitivos, observam-se dores, edemas, aumento de volume e restrições de alguns movimentos, mais frequentemente em epicôndilo lateral que no epicôndilo medial ou, depois na região olecraniana e anterolateral, com reflexo para o terço proximal do antebraço. Algumas vezes, há relato de nódulo palpável para ou periarticular, muscular ou de pele em terços proximais, médios ou distais do antebraço. O excesso de peso ou carga e esforços maiores pode romper o tendão do bíceps braquial distal apresentando dores, edema e hematomas. Há relatos de parestesias quando afeta o nervo ulnar, com edemas e reflexos para antebraço anteromedial até o 4° e 5° dedos.

Epicondilites

- *Tendinose e tendinopatias:* causadas por movimentos repetitivos levando a espessamento e hipoecogenicidade dos tendões e nas fibras musculares junto aos epicôndilos laterais e mediais nos processos agudos. Na fase crônica, pode ser identificado menos aumento da espessura, aspecto hipoecogênico para ecogênico por sinais de proliferações sinoviais, fibroses ou depósitos de cálcio. O emprego de **Doppler colorido** ajuda a detectar hiperfluxo nas lesões em atividade. São muito mais comuns no epicôndilo lateral (2/3) afetando o tendão do extensor carpo radial breve e no epicôndilo medial ou epitrocleite (1/3). Atinge o tendão flexor comum dos dedos, em geral no membro dominante, mas podem ser bilaterais. Raramente, tem-se ruptura tendínea, e são pouquíssimos os achados de sinovites associadas (Figs. 4-27 e 4-28).

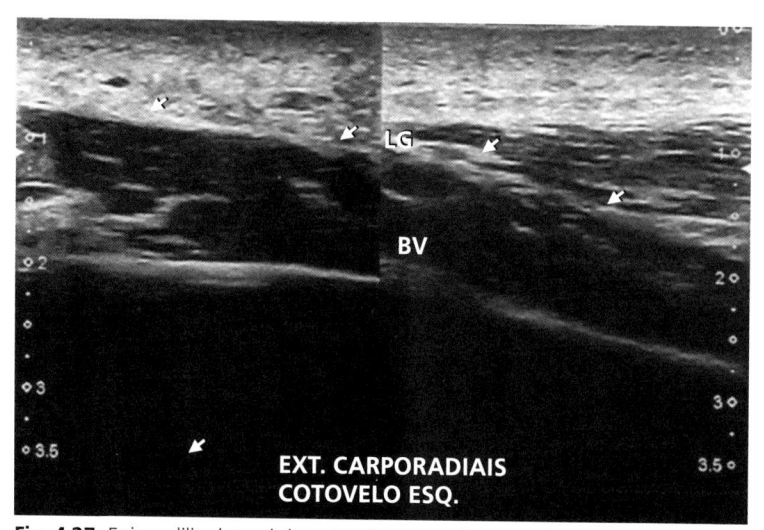

Fig. 4-27. Epicondilite lateral do cotovelo esquerdo. Grande hipoecogenicidade do tendão e músculo extensor carporradial breve junto ao epicôndilo e no terço proximal do antebraço.

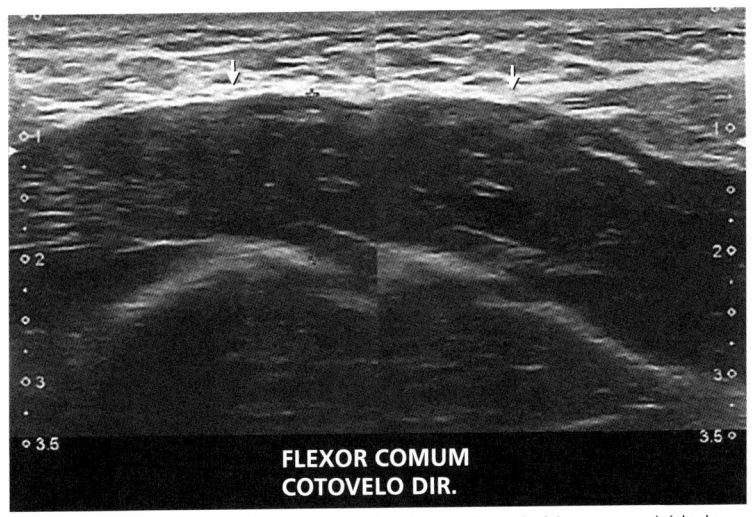

Fig. 4-28. Epicondilite medial do cotovelo direito. Grande hipoecogenicidade do tendão e músculo flexor comum dos dedos no nível do epicôndilo e terço proximal do antebraço.

Derrame articular e sinovite

São detectados em poucos casos, tanto anteriormente como posteriormente, enquanto são frequentemente achados nas doenças reumáticas. Apresentam dores e aumento volumétrico. Podem ser totalmente anecoicos por líquido límpido ou com elementos flutuantes por proliferações ou hipertrofias sinoviais ou corpos livres, mostrando-se ecoico, hipoecoico ou misto. É fundamental a complementação com **Doppler colorido** para investigar fluxo vascular nos casos de atividade do LER/DORT (Fig. 4-29).

Tendão do bíceps braquial distal

- *Tendinose e tendinopatia:* aparecem dores locais com aumento de volume e hipoecogenicidade fusiforme do tendão nas tendinoses e ecogenicidade por fibrose ou calcificação nas tendinopatias crônicas, com relato de limitação de extensão. O **Doppler colorido** e o *power* **Doppler** facilitam identificar infecção local por atividade ou reatividade da doença.
- *Ruptura:* ocorre mais em trabalhos que levantam grandes pesos, que por pequenos movimentos repetitivos e atletas arremessadores. É incomum, e pode estar associada a fraturas e avulsões da tuberosidade do rádio. Há descontinuidade em tendão ou em enteses com aspecto de hipoecogenicidade e retração ou afilamento das fibras tendíneas com coleção líquida por hematomas na pele e músculos, e bursite bicipitorradial. O **Doppler** colorido e o *power* **Doppler** mostram melhor o local da ruptura.

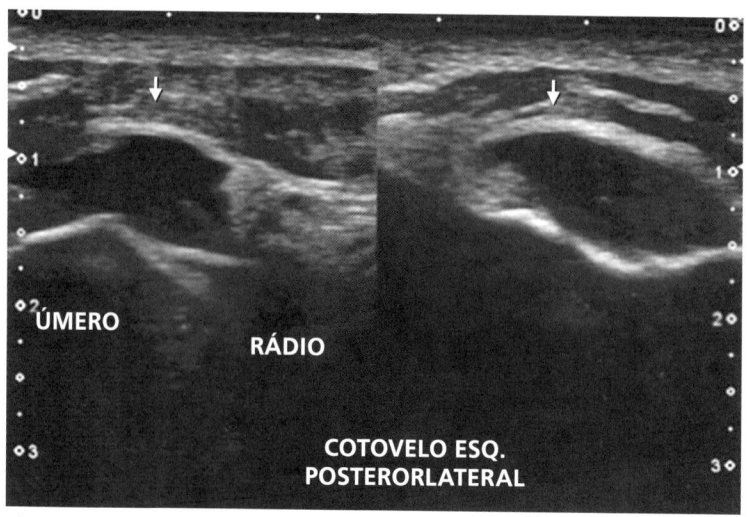

Fig. 4-29. Sinovite posterolateral do cotovelo esquerdo. Líquido no espaço articular totalmente anecoico, por processo agudo.

Tendão do tríceps

- *Tendinose e tendinopatia:* há aumento da espessura com hipoecogenicidade do tendão, em enteses de inserção e nas tendinoses e calcificações e fibroses junto à região olecraniana na fibra tendínea ou, em enteses, tem aspecto ecogênico ou hiperecogênico em tendinopatias ou entesopatias crônicas. Clinicamente, existem dores com edema, histórico de trauma direto ou acumulativo por movimentos repetitivos. É importante o emprego do **Doppler colorido** para detectar atividade inflamatória.
- *Ruptura:* são poucos os casos em movimentos repetitivos, mas, eventualmente, é visto em sobrecargas ou em acidentes. A ruptura parcial apresenta hipoecogenicidade local, redução de espessura, edema das partes moles adjacentes, dores e limitação. A ruptura total mostra descontinuidade com líquido ou coleção anecoica ou hipoecoica, aumento de volume importante das partes moles com hematoma ectoscopicamente visível e perda funcional. O **Doppler colorido** facilita a identificação da ruptura pelo hiperfluxo.

Bursite

A mais afetada é a subcutânea olecraniana, com sinais de líquido anecoico ou hipoecoico de volume variável em fase aguda e padrão misto com debris por proliferações sinoviais, calcificações ou corpos livres na fase crônica. E a bursa bicepitorradial anteriormente, quase sempre relacionada com alterações com o tendão do bíceps braquial distal. O quadro é de dores com aumento de volume local. É importante diferenciar com doenças reumáticas, traumáticas diretas e de depósitos por cristais e gota. O emprego do **Doppler colorido** e *power* **Doppler** demonstram ou não hiperemia, caracterizando ou excluindo atividade da doença (Figs. 4-30 a 4-32).

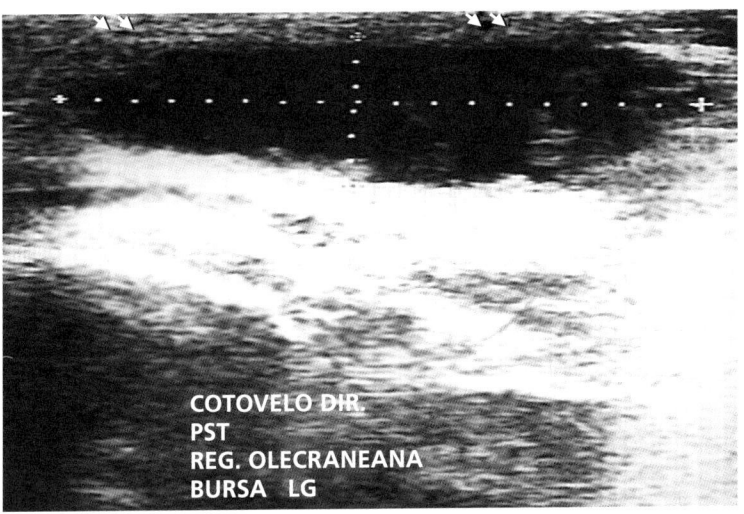

Fig. 4-30. Bursite subcutânea olecraniana do cotovelo direito. Imagem anecoica de paredes irregulares com algumas proliferações sinoviais e grande reforço acústico posterior.

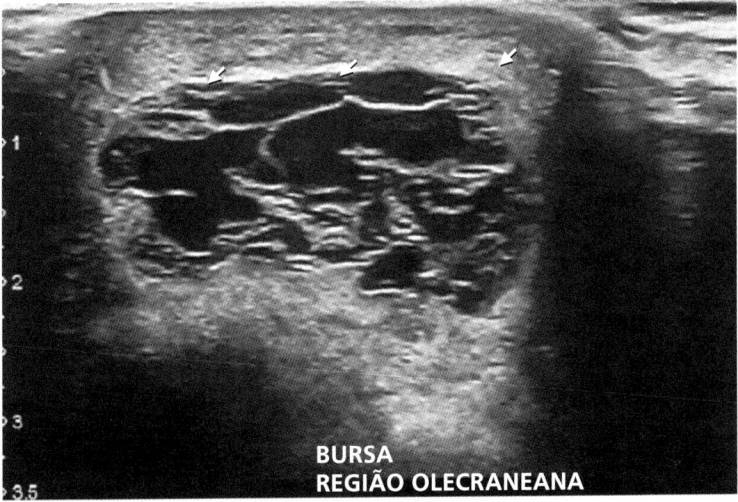

Fig. 4-31. Bursite crônica subcutânea olecraneana do cotovelo esquerdo, distensão da bursa com líquido e septações.

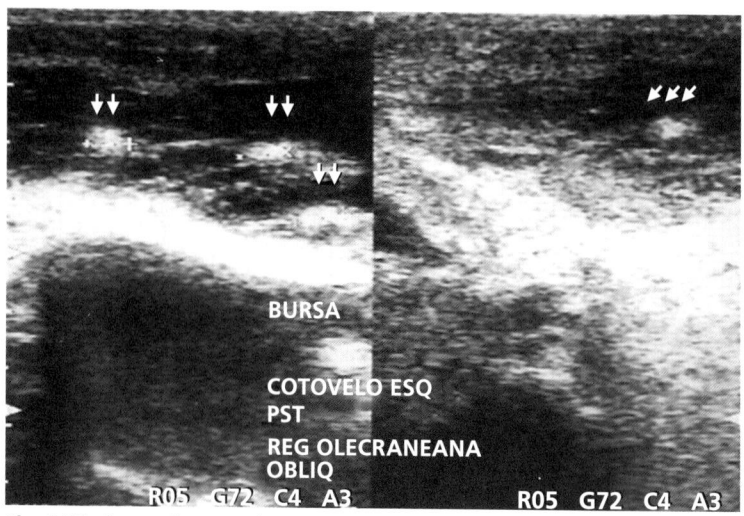

Fig. 4-32. Corpos livres em bursa subcutânea olecraneana do cotovelo esquerdo. Imagens hiperecoicas brilhantes no interior do líquido que distende a bursa.

Miosite

O paciente apresenta dores, aumento de volume e limitação funcional. À ecografia demonstra aumento da região com ecotextura variável pelo tempo e intensidade, com alteração da ecogenicidade, quando diminuída (hipoecoica) ou aumentada (ecoica). Ocorre nos músculos do pronador, supinador, extensor carporradial breve, flexor comun dos dedos e do braquiorradial (Fig. 4-33).

Rupturas musculares

Em geral, incomuns, podendo ser traumáticas ou microtraumas contínuos e frequentes e grandes, levando à descontinuidade do músculo ou da fáscia aponeurótica, mostrando imagem anecoica ou hipoecoica ou mista pelo hematoma e fragmentos das fibras musculares (Fig. 4-34).

Articulações

São raras as alterações encontradas como redução da fenda articular por destruição cartilaginosa ou irregularidades da cortical adjacente e líquido articular, do tipo osteoartrites em consequência a complicações da **LER/DORT**. Se existe alterações, deve-se investigar doenças reumáticas, de depósitos, autoimunes, osteoartroses e outras associadas.

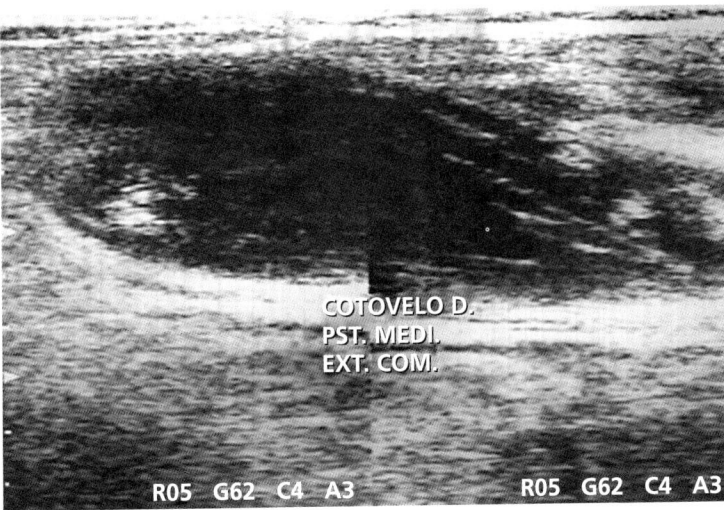

Fig. 4-33. Miosite do extensor comum dos dedos pós-trauma no antebraço esquerdo, mostrando hipoecogenicidade com edema.

Fraturas/luxações

Estas surgem em acidentes dentro do local de trabalho ou no trajeto por traumas diretos e graves, mas nunca aparecem por movimentos repetitivos. A US pode, às vezes, demonstrar fratura, desvio articular, coleções líquidas para-articulares ou articulares, hematomas em músculos e TCSC.

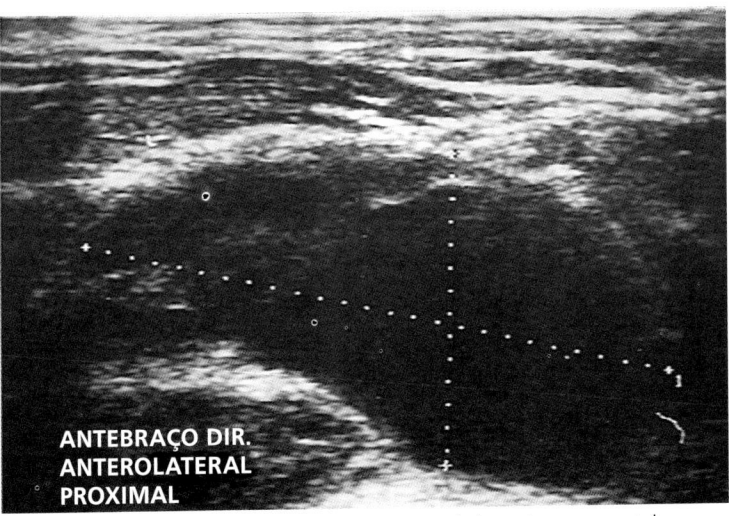

Fig. 4-34. Histórico de trauma com fratura. Grande hematoma no antebraço proximal com imagem anecoica circunscrita.

Nódulos ou pseudonódulos

Císticos para ou periarticulares e articulares, musculares ou em tecido celular subcutâneo (sinoviais, sebáceos ou epidérmicos) são mais evidentes com a **LER/DORT**. Os nódulos sólidos são menos frequentes, podem estar associados a lesões de movimentos repetitivos, embora se desconheça ter origem microtraumática e atingem as partes moles musculares ou da hipoderme como: lipomas, fibromas, fibrolipomas, xantomas, angiolipomas, hemangiomas e de outra natureza. Os pseudonódulos estão relacionados com artrite reumatoide, lúpus eritematoso, eritema nodoso e outros, quando presentes, não fazem parte de lesões por movimentos repetitivos, mas devem ser lembrados para diagnóstico diferencial. São extremamente raras as lesões malignas. Também o **Doppler colorido** e o *power* **Doppler** podem auxiliar na caracterização da lesão, pela ausência de vasos ou presença de pequenos e poucos vasos a grande número de vasos tortuosos ou dilatados (Fig. 4-35).

Neuropatias

A síndrome do túnel cubital com alterações no nervo ulnar por compressão, oriundas de microtraumas retetitivos causam edema, parestesias na face posterior e medial do antebraço, às vezes com reflexo até o 4° e 5° dedos, podendo reduzir a força e é a mais incidiosa. As lesões do nervo radial e seu ramo profundo (interósseo posterior) na região do músculo supinador são dificilmente atingidos, produz desconforto e formigamentos para o antebraço anterolateral. A síndrome do pro-

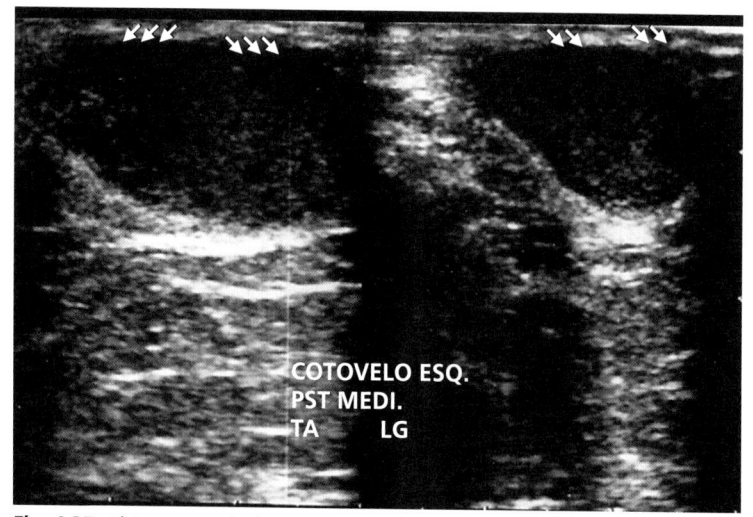

Fig. 4-35. Cisto para-articular posteroarticular no cotovelo esquerdo.
Área hipoecoica contendo líquido e elementos flutuantes no interior, com pequeno reforço acústico posterior.

nador redondo comprime o nervo mediano na prega do cotovelo, e a fáscia do músculo bíceps braquial distal causa hipertonia muscular com dores no 1º, 2º e 3º dedos e deficiência de oposição do polegar. Pode ser visibilizado hipervascularização ou aumento de fluxo vascular *(blush)* no **Doppler colorido** nas modificações do nervo ulnar.

Lesões ligamentares

Não são comuns e podem ser vistas nos colaterais mediais, laterais ou anulares em movimentos repetitivos em geral, podem causar rupturas parciais ou completas ou desinserções que causam desvios articulares. A maioria relaciona-se com levantamento e transporte de grandes pesos.

Alterações do retináculo

O retináculo recobre o túnel ulnar, mas não é comum ser afetado pela **LER/DORT** e raramente sofre ruptura por **DORT**. Em geral, são por acidentes dentro do trabalho ou no percurso.

☐ PUNHO

É uma região de grande frequência de lesões, principalmente as tenossinovites: de De Quervain, do flexor palmar longo, extensor longo do polegar, extensores do 2º ao 5º dedos e, por paratendinite do flexor carpoulnar. A síndrome do túnel do carpo é um achado pouco encontrado, e a tenossinovite crepitante do abdutor longo do polegar é ainda menos comum. Os cistos articulares e de bainhas de tendões volares ou dorsais são incidentes.

A **US** auxilia no diagnóstico, no controle de tratamento e na definição da hora do retorno às atividades, revelando a redução das tenossinovites ou a melhora da síndrome do túnel do carpo pela diminuição do edema do nervo mediano.

A localização de sinovites articulares com discreta à leve hiperemia ao **Doppler colorido** auxilia no diagnóstico das lesões por microtraumas repetitivos, e serve no diferencial com doenças reumáticas ou de outra natureza inflamatória que geralmente tem grande fluxo vascular.

É importante a correlação com radiografias para análise das estruturas osteoarticulares com modificações dos espaços articulares, alterações de superfícies ósseas, necroses ósseas, fratura/luxação etc. para descartar a etiologia de **LER/DORT**.

As alterações dos punhos, em geral, são vistas em mulheres de 35 a 52 anos, por microtraumas repetitivos (domésticos, bancários, músicos, professores, dentistas, operadores de *telemarketing*, digitadores, pintores e outras funções). Os mais idosos, de 60 a 75 anos, poucas vezes têm lesões por movimentos repetitivos; nestes casos, podem aparecer pelo uso de computadores, artes plásticas, danças, jogos eletrônicos, exercícios físicos, compras constantes carregando bolsinhas pesadas principalmente de mercados. Nos mais jovens, principalmente adolescentes, as lesões por movimentos repetitivos se mostram por exercícios físicos excessivos, uso intenso de instrumento musical, computadores e jogos eletrônicos.

O quadro clínico, geralmente, são dores, limitações, edema e/ou parestesia, afetando as atividades funcionais e habituais. Às vezes, as dores tomam proporções imensas levando a procurar emergências, necessitando de tratamentos com medicamentos com corticoides, imobilização, repouso e afastamento das atividades.

A **LER/DORT** começa com pequenas lesões progressivas, alternantes para contínuas, às vezes de um lado, quase sempre o dominante para o outro lado, que levam a dores constantes. Depois aparecem edemas por infiltrações do tecido celular subcutâneo, peri ou para-articular ou paratendíneo adjacentes, dificuldades de extensão e de flexão do punho com reflexos para mão e dedos.

Tenossinovites ou peritendinites

É a presença de líquido distendendo e espessando a bainha do tendão. As mais comuns ocorrem na bainha do abdutor longo do polegar e bainha do extensor breve do polegar, depois o extensor longo do polegar e os extensores do 2° ao 5° dedos e flexor palmar longo. Em geral, são mulheres com mais de 40 anos. Menos frequentes são os extensores carporradiais longo e breve e o extensor carpoulnar. O *power* **Doppler** e o **Doppler** colorido devem ser empregados para investigar fluxo vascular nos casos de atividade da doença (Figs. 4-36 a 4-39).

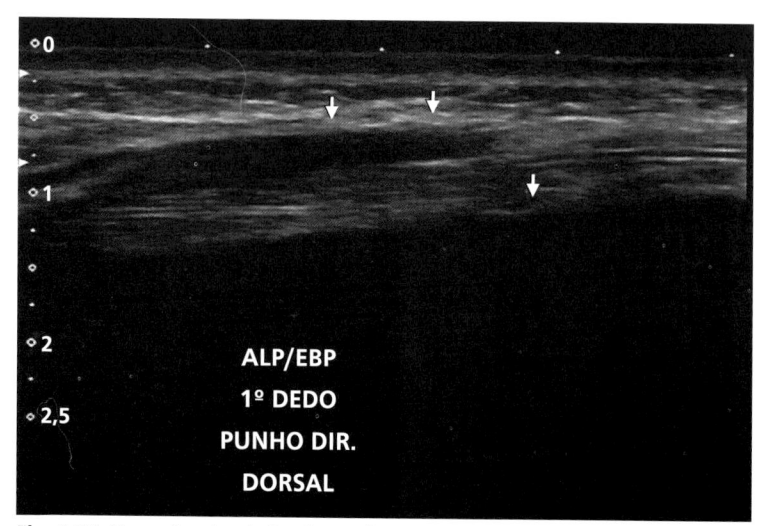

Fig. 4-36. Tenossinovite de De Quervain. Pequena quantidade de líquido distendendo a bainha comum dos tendões abdutor longo do polegar e extensor breve do polegar no punho direito.

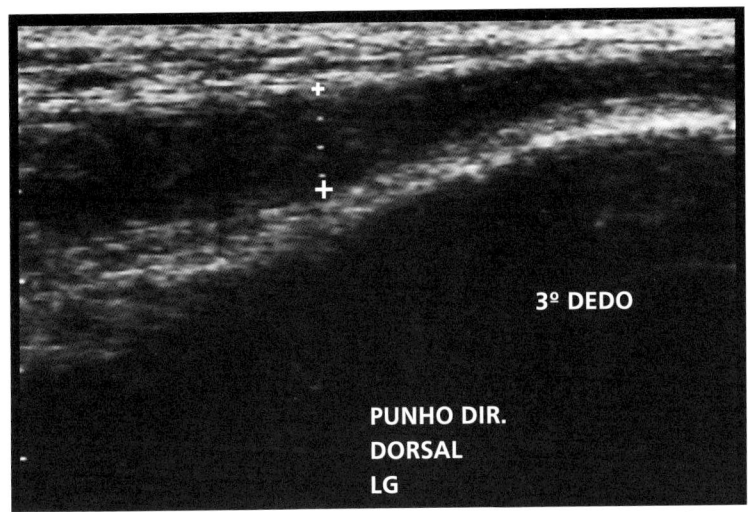

Fig. 4-37. Tenossinovite do extensor do 3º dedo do punho direito. Grande quantidade de líquido anecoico na bainha do tendão.

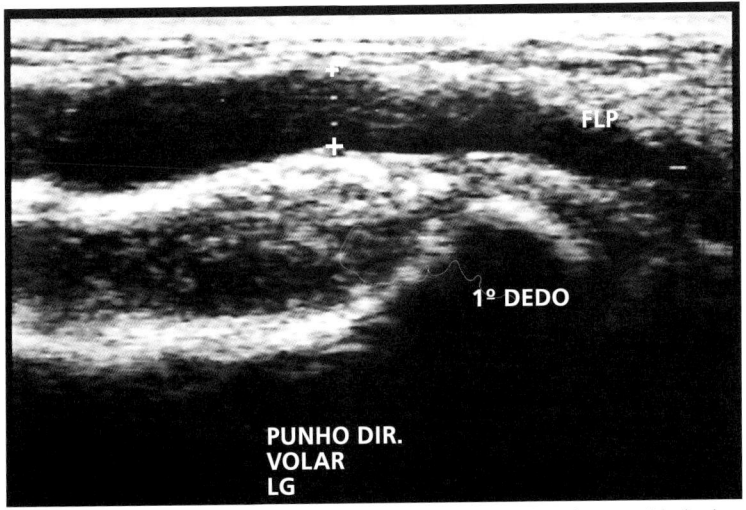

Fig. 4-38. Tenossinovite do flexor longo do polegar. Moderada quantidade de líquido na bainha do flexor longo do polegar no metacarpo do punho direito.

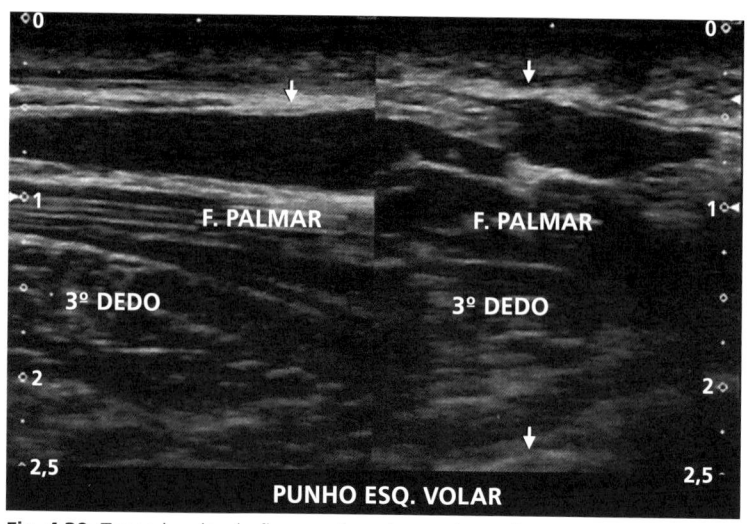

Fig. 4-39. Tenossinovite do flexor palmar longo do punho esquerdo. Moderada quantidade de líquido na bainha do flexor palmar longo.

Paratendinites

Ocorrem nos tendões sem bainha ou sem peritendão. No punho, está no flexor carpoulnar. Há aumento de volume local importante, dor com limitação e tem muita relação com o uso do *mouse*. Às vezes pode comprimir o nervo ulnar, resultando em formigamentos no 4º e 5º dedos (Fig. 4-40).

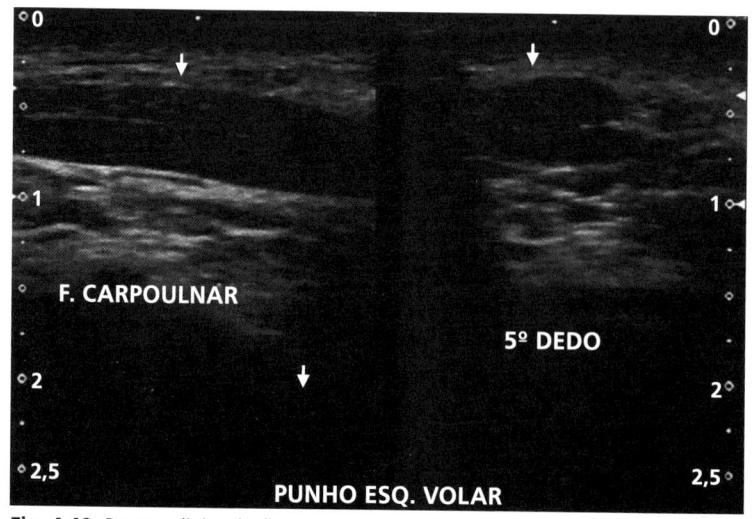

Fig. 4-40. Paratendinite do flexor carpoulnar. Espessamento com edema no paratendão no punho esquerdo.

Tendinopatias e tendinoses

São muito pouco encontradas no punho, quase sempre estão nos extensores carporradiais longo ou breve. Produzem dores intensas, com aumento por inchaço e bloqueio de movimentos. Estão relacionadas mais com as sobrecargas de microtraumas por movimentos repetitivos ou por excesso de pesos, em carregadores, montadores, remadores, jogadores de handebol, voleibol, basquete, jogos de raquetes e outros.

Sinovites

Sinais de líquidos em espaços articulares volares ou dorsais, carporradiais, carpoulnares ou intercarpais ou carpometacarpianos. Nota-se aumento volumétrico com dores, dificuldade de extensão ou flexão. Importante é a diferenciação com cistos articulares ou de bainhas de tendões. O uso do **Doppler colorido e do** *power* **Doppler** demonstram *blush* ou hiperemia na doença em atividade das sinovites facilitando a diferenciação.

Nódulos ou pseudonódulos

Císticos mucosos ou sinoviais ganglionicos articulares, para-articulares ou de bainhas de tendões, nas regiões dorsais carporradiais ou metacarpofalangianos ou volares carporradiais laterais ou volares. Na maioria relacionados com **LER/DORT**. Os **nódulos sólidos** estão associados, mas não fazem parte dos microtraumas repetitivos, em geral, estão no TCSC, músculos ou bainha de tendão. Dentre eles, podemos citar os lipomas, fibrolipomas, angiolipomas, xantomas, fibromas, Tumor de células gigantes, angiomas, hemangiomas, neuroma e outros. Os pseudonódulos podem ser aneurimas ou pseudoaneurismas, granulomas, abscessos, corpo estranho, fibroses, calcificações ou aumento volumétrico de bainha do tendão ou do paratendão (Figs. 4-41 e 4-42).

Rupturas

Lesões não são tão observadas em LER/DORT, mas devem ser assinaladas, podem ocorrer durante o trabalho com objetos cortantes, acidentes durante o trabalho ou no trajeto para o mesmo. Aparecem nos tendões, ligamentos, retináculos, músculos ou pele. Mais comuns com objetos afiados (facas, canivetes, lâminas, hélices etc.).

Lesão ligamentar

Há edema, dor e desvio na região dorsal na altura do tubérculo de Lister quando ocorre ruptura do ligamento escafolunar por pegar grande peso, queda ou trauma direto. São situações raras que devemos apenas citar porque podem ocorrer em **LER/DORT**.

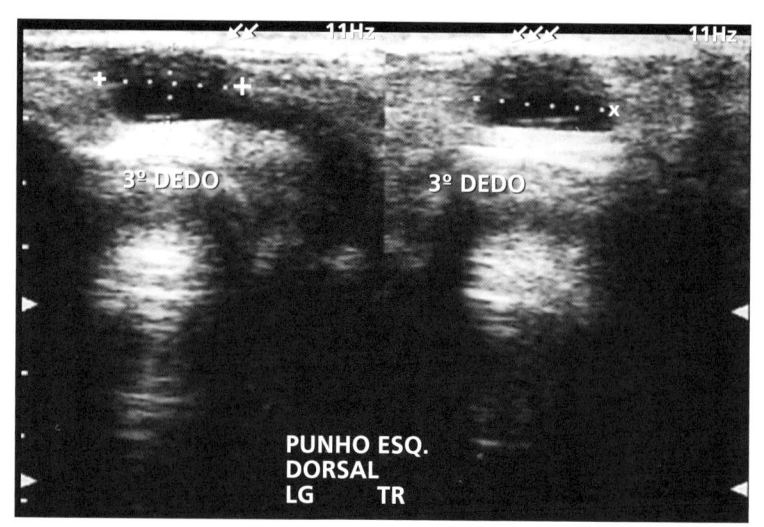

Fig. 4-41. Cisto de bainha do tendão do extensor do 3º dedo do punho esquerdo. Imagem anecoica de paredes finas e regulares com reforço acústico posterior.

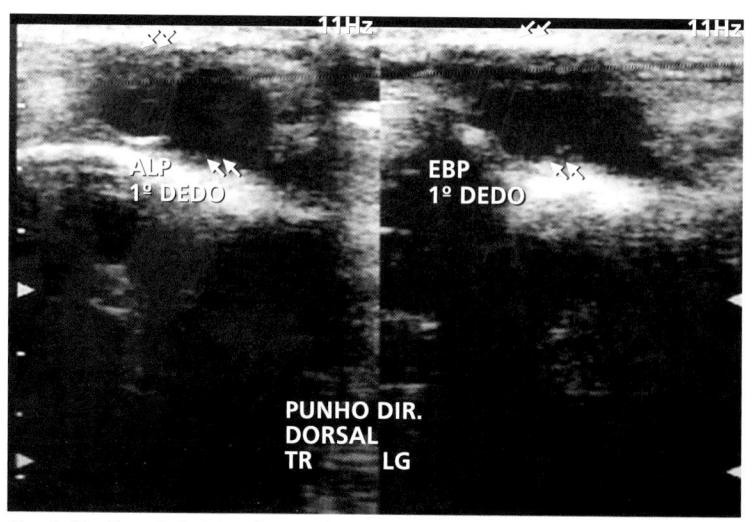

Fig. 4-42. Cisto de bainha dos tendões abdutor longo do polegar e extensor breve do polegar no punho direito. Área anecoica de limites definidos e regulares junto à bainha comum dos tendões abdutor longo do polegar e extensor breve do polegar.

Lesão de retináculo

Raro em movimentos repetitivos, mas susceptíveis em complicações pós-operatórias e acidentes, gerando dores, limitações e inchaços. Nas complicações com espessamento fibroso restringe os movimentos e/ou comprime estruturas como tendões ou nervos.

Fraturas/luxações

Ocorrem em acidentes ou quedas da própria altura no local de trabalho ou no deslocamento. Não estão relacionados com a LER, mas é preciso ser lembrado. O maior problema são os desvios de eixos ou a necrose do escafoide.

Articulações

Podem sofrer traumas ou microtraumas constantes, que levam a derrames articulares ou sinovites, alterações cartilaginosas, cistos subcondrais, redução do espaço articular e depois osteoartropatias importantes. A manifestação clínica é de dor, edema, aumento de volume, limitação de movimentos com dano funcional.

Neuropatias

A mais incidente no punho é a do túnel do carpo, envolvendo o nervo mediano, por compressão, trauma ou microtraumas repetitivos ou ocupação do espaço do trajeto do nervo com tenossinovite, tendinopatia, nódulo cístico ou sólido que são os mais habituais, e causam edema do nervo com alteração da ecogenicidade e da espessura (variando de 9 a 15 mm² de área). Em geral, causam edema do punho e mão, dormências, formigamentos, perda de força, solta rapidamente e espontaneamente objetos das mãos e há alterações de sensibilidade do 1º dedo a metade do 4º dedo. São muito mais comuns em mulheres entre 38 a 60 anos uni ou bilaterais, e a causa mais frequente é por LER/DORT. Ainda temos que mencionar a lesão do canal de Guyon comprometendo o nervo ulnar causando alterações sensitivas na metade do 4º dedo e no 5º dedo, edema e dores ocasionais, com hipoecogenicidade e espessamento do nervo com área maior que 7,5 mm² menos encontrada por LER/DORT. As alterações do nervo radial, simulam o quadro de tenossinovite de De Quervain apresentando dores, inchaço e queimação carporradial dorsal e são pouco encontrados nos movimentos repetitivos. As lesões do nervo interósseo posterior distal (ramo terminal do nervo radial) podem ser vistas em movimentos de dorsoflexão repetitivas do punho, como em cadeirantes, pintores, pedreiros, ladrilheiros, montadores, carpinteiros e outros. A complementação da US com **Doppler colorido** e *power* **Doppler** facilitam quando há fluxo vascular mostrando inflamação ativa (Fig. 4-43).

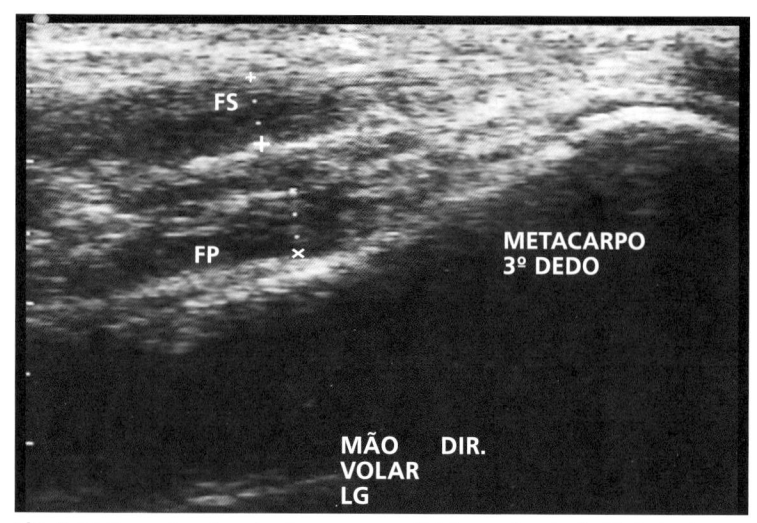

Fig. 4-43. Tenossinovites dos flexores superficial e profundo do 3º dedo da mão direita. Moderados espessamentos com líquidos nas bainhas dos flexores no metacarpo.

Corpos estranhos

Estas lesões em muitas funções com microtraumas repetitivos podem ser vistas, e tem de ser mencionadas em algumas atividades ocupacionais como de costureiras, lavradores, sapateiros, vidraceiros, ferreiros, carpinteiros, plantadores de rosas etc. O **Doppler colorido** também ajuda ao **US** na localização do corpo estranho e do processo inflamatório (coleção, abscesso, granuloma ou celulite) pela presença de fluxo vascular na região, definindo a extensão da inflamação ou da infecção pela quantidade de alterações locais vascularizadas.

Iatrogenias

A grande maioria por cirurgias malsucedidas ou por complicações inesperadas, por exemplos edemas, linfedemas, fibroses cicatriciais, calcificações, granulomas, abscesso, pseudoaneurimas, formações císticas ou nodulares sólidas em tendões, nervos, vasos, articulações, retináculos, músculos ou peles.

☐ MÃO

A grande maioria dos pacientes com **LER/DORT** faz **US** para investigação de dores, edemas, dormências, formigamentos, dificuldades de movimentos e dedos em gatilhos nas suspeitas de lesões por movimentos repetitivos, ou, por vezes, em acidentes no trabalho ou no deslocamento para o serviço sofrem fratura/luxação ou lesão com objeto perfurante ou corpo estranho.

A US diagnostica as principais lesões originadas pelos microtraumas repetitivos ou descarta outras causas: tenossinovites e tendinopatias de tendões, sinovites e rupturas de tendões, ligamentos, músculos ou pele, lesões da fáscia palmar, cistos, nódulos sólidos, alterações de polias ou de placas volares, corpos estranhos e iatrogenias. A complementação com **Doppler colorido e** *power* **Doppler** que demonstram se existe ou não fluxo vascular, de leve a intenso na alteração caracterizando atividade ou complexidade.

As **radiografias das mãos ou dedos** são importantes para análise osteoarticular na pesquisa de fraturas, luxações, avulsões osteocondrais, necroses, infecções, osteoartroses e fraturas ocultas, afastando a possibilidade de **LER/DORT**.

Tenossinovite

Representa líquido no peritendão ou na bainha do tendão, sendo mais comuns em flexor do polegar ou flexores superficiais e/ou profundos do 3º e 4º dedos causando gatilho ou ressalto. Também chamadas de tenossinovites estenosantes. Apresentam edema, dores e dificuldades de extensão do dedo causando impedimento para o trabalho (Figs. 4-44 e 4-45).

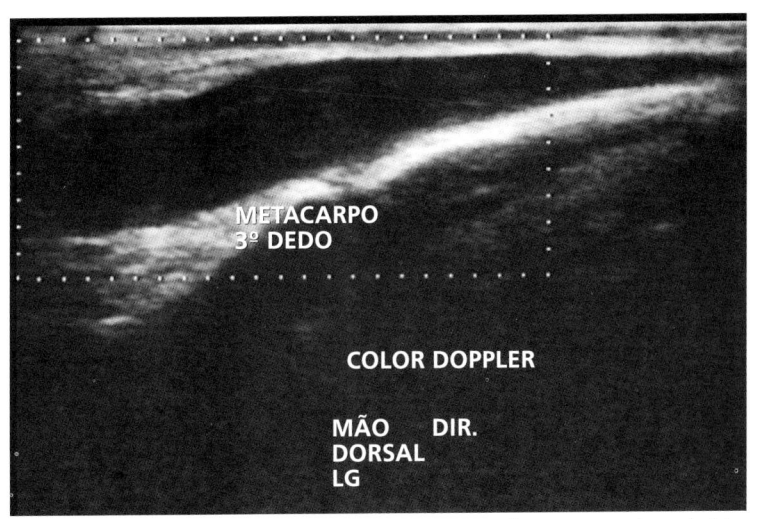

Fig. 4-44. Tenossinovite do extensor do 3º dedo sem fluxo ao Doppler colorido. Grande espessamento com líquido distendendo a bainha do extensor do 3º dedo da mão direita.

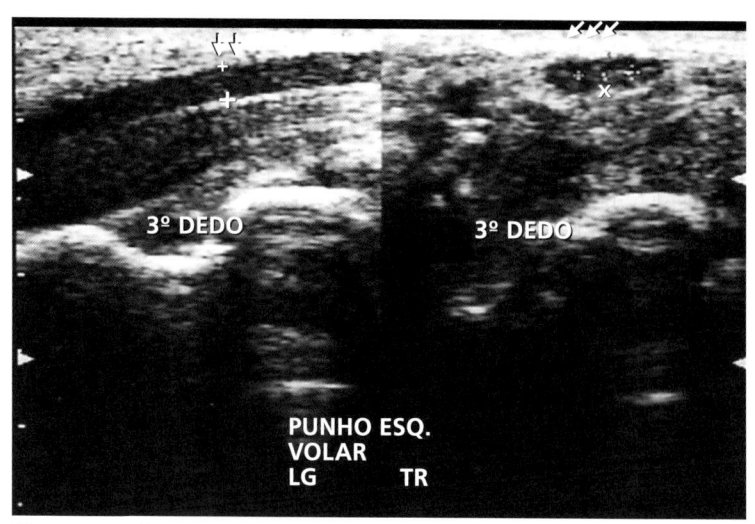

Fig. 4-45. Síndrome do túnel do carpo do punho esquerdo. Espessamento com hipoecogenicidade do nervo mediano.

Tendinopatia ou tendinose

Ocorrem mais nos tendões extensores do 1º ao 4º dedos, produzindo dores, inchaços e limitações funcionais importantes. Estas não são muito comuns e, geralmente, aparecem em sobrecargas com pesos constantemente.

Rupturas tendíneas

Podem ser mais encontradas nas quedas e acidentes no ambiente de trabalho. Na ruptura parcial, é visto descontinuidade da fibra tendínea com hematoma expresso por área anecoica ou hipoecoica. Na ruptura completa, desaparece o tendão no local, pela ruptura e pela retração. Às vezes, há tenossinovite associada. As rupturas atingem extensores ou flexores, sendo mais os flexores superficiais, em quedas ou com objetos cortantes e muito raramente na LER/DORT propriamente dita.

Sinovites

As sinovites mais frequentes estão na face dorsal das articulações interfalangianas proximais e metacarpofalangianas dorsais do 1º, 2º e 3º dedos, depois carpometacarpianas dorsais ou volares do 1º e 2º dedos e interfalangiana dorsal do polegar. Existe edema periarticular, muscular e de tecido celular subcutâneo, aumento de volume local, dores, dificuldades de movimentação e limitação profissional (Fig. 4-46).

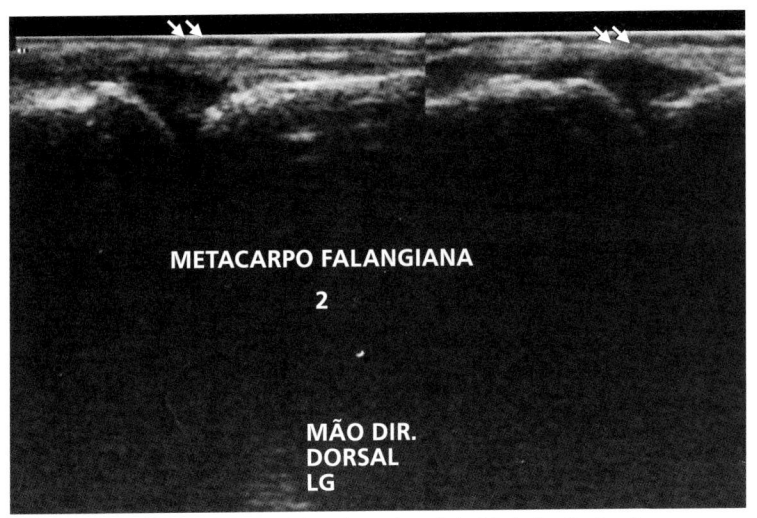

Fig. 4-46. Sinovite metacarpofalangiana dorsal do 2º dedo direito. Pequena quantidade de líquido no espaço articular metacarpofalangiano.

Lesões ligamentares

São raras por LER/DORT, e ocorrem por acidentes no trabalho ou no trajeto para o serviço. O ligamento colateral medial metacarpofalangiano do polegar é o mais afetado. Produz dores intensas com edema periarticular com redução da flexão e da extensão, sendo tratado cirurgicamente, que exige afastamento do trabalho com repouso.

Articulações

As lesões articulares não são achadas, propriamente, por LER/DORT, mas encontradas secundariamente em complicações traumáticas ou pós-operatórias de acidentes durante o deslocamento para o trabalho ou no local de trabalho, produzindo desvios, limitações, redução da fenda articular e alterações das corticais ósseas por osteoartrose, aumento de volume das partes moles, com demora no retorno à função laboril.

Fraturas/luxações

Achadas em traumas diretos por quedas ou grandes esforços, mas não relacionadas com movimentos repetitivos. Tratadas conservadoramente ou cirurgicamente, mas podem trazer deformidades dificultando certos movimentos.

Polias

Na **US**, aparecem linhas hiperecoicas abaixo do tendão flexor profundo paralela à cortical óssea. Podemos ter rupturas parciais ou completas e cistos. São lesões que vem-se verificando agora em virtude da tecnologia de transdutores de alta frequência de 17 ou 18 MHz, que permitem a identificação. Ainda não são mencionados relatos de **LER/DORT** causando alterações das polias. Sabe-se que elas estão nas regiões volares metacarpianas distais (A1), falangianas proximais (A2), falangianas médias (A3) e falangianas distais (A4). As mais afetadas são A2 e A4, segundo a literatura, estando relacionadas com carregar muito peso de forma constante e inadequada, portanto, pode surgir nos trabalhos de transporte de muitas cargas (carregadores, pedreiros ou seus auxilares etc.) e grandes impactos (atividades de bater com martelos, marretas, britadeiras em pedreiras, rochas, mármores, ferros e nas escaladas em pedras ou recifes). Dão dores, edemas com limitações e, na **US**, pode aparece espessamento tendíneo com líquido em bainha e, na ruptura completa desaparece a polia ficando uma lacuna ou vazio, enquanto, na ruptura parcial, há descontinuidade que aparece como imagem hipoecoica com espessamento e aumento do espaço posterior do tendão até a cortical óssea, que é de 1,0 mm normalmente, passando a se apresentar com mais de 2,5 mm até 4,0 a 5,0 mm, citação literária. Existem doenças inflamatórias, principalmente Artrite Reumatoide que afetam as polias. Na **LER/DORT**, já foi relatado em Congresso Europeu a polia A1 como a mais acometida.

O espessamento da polia (A1) causa dedo em gatilho com bloqueio do movimento em extensão e ressalto. Na fase aguda, às vezes apresentam tenossinovite e luxação na interfalangiana proximal com edema e dores, mostrando hipoecogenicidade da polia, descontinuidade, líquido e aumento da distância entre o tendão e a cortical óssea. Os tratamentos tardios e ineficientes agravam as alterações podendo causar osteoartrite.

Placa volar

São achados descritos em traumas com hiperextensão do dedo causando rupturas nas inserções nas bases das falanges, que produzem desalinhamento e desvio articular, instabilidade, podendo afetar os ligamentos colaterais, ter fraturas, avulsões e fragmentos livres. Descritos em atividades como voleibol, basquete, tênis, *squash*, alpinistas em cordas, pedreiros, quebradores de pedreiras, mármores etc.)

Na **US**, existe derrame articular (na fase aguda) e aumento do espaço articular na extensão do dedo (na fase crônica). Esta alteração não está diretamente relacionada com **LER/DORT**, mas deve ser referida nos acidentes no trabalho como quedas ou durante o percurso para o serviço. Também é uma novidade, pois até 8 anos atrás, no Brasil, não se dispunha de sondas de alta frequência além de 13 MHz, um novo meio que facilita a identificação na **US** de lesões de placas volares.

Lesões nodulares

Os cistos sinoviais ou coloides (ganglions ou gangliônicos), são relativamente comuns, em bainhas de tendões, articulares, para-articulares e da fáscia palmar e do tecido celular subcutâneo (cistos epidermoides ou sebáceos), muitas vezes detectados em casos de **LER/DORT**. Podem incomodar, dificultar o movimento do tendão e causar dores, quando tem inflamação, e causar tenossinovites. Os nódulos sólidos são achados em pacientes com lesões por movimentos repetitivos ou ocupacionais, mas não há descrições que são causadas pelos microtraumas repetitivos. Podemos citar inúmeros nódulos sólidos: tumor de células gigantes, tumor glômico, hemangioma, angioma, hamartoma, cisto de inclusão dérmica (por perfuração por agulha), lipoma, fibroma, fibrolipoma, xantoma e fibromatose palmar (contratura de Dupuytren). A **US** ajuda na identificação, na localização e na avaliação da ecotextura da lesão. A complementação com **Doppler colorido e** *power* **Doppler** demonstram se existe fluxo vascular periférico ou central, de leve a intenso definindo melhor as características do nódulo. Os pseudonódulos de osteoartroses (de Heberden e Bouchard), gotosos, artrite reumatoide, eritema nodoso e outros são lembrados para diagnóstico diferencial (Figs. 4-47 e 4-48).

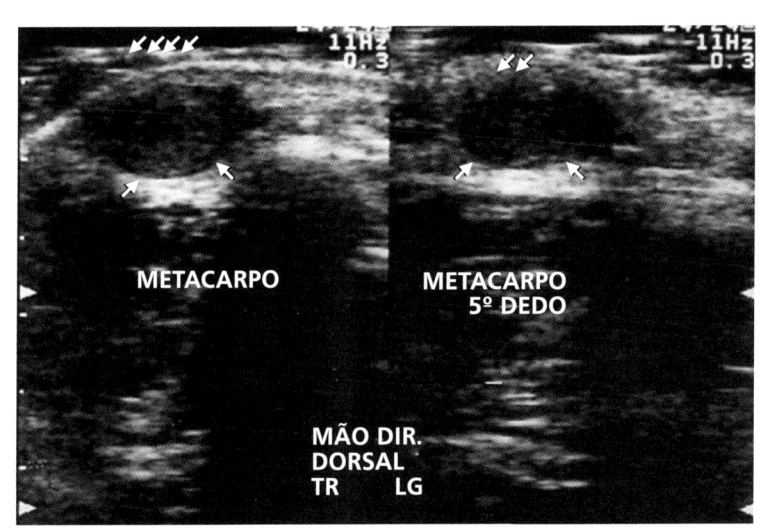

Fig. 4-47. Cisto sinovial para-articular metacarpofalangiano dorsal da mão direita. Imagem anecoica de paredes finas e regulares com reforço acústico posterior.

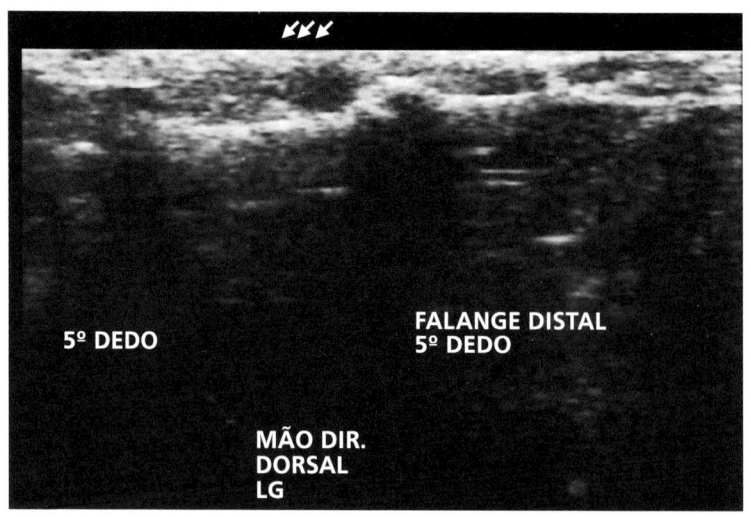

Fig. 4-48. Nódulo degenerativo na falange distal do 5º dedo da mão direita. Área hipoecoica circunscrita no terço proximal dorsal da 3ª falange do 5º dedo (nódulo de Heberden).

Calcificações

Podem ocorrem por microtrauma repetitivo em TCSC, músculo, bainha de tendão, paratendão, articulação, periósteo, sinóvia e vasos, mas, às vezes, está relacionado com outras causas como doenças autoimunes e diabetes (Fig. 4-49).

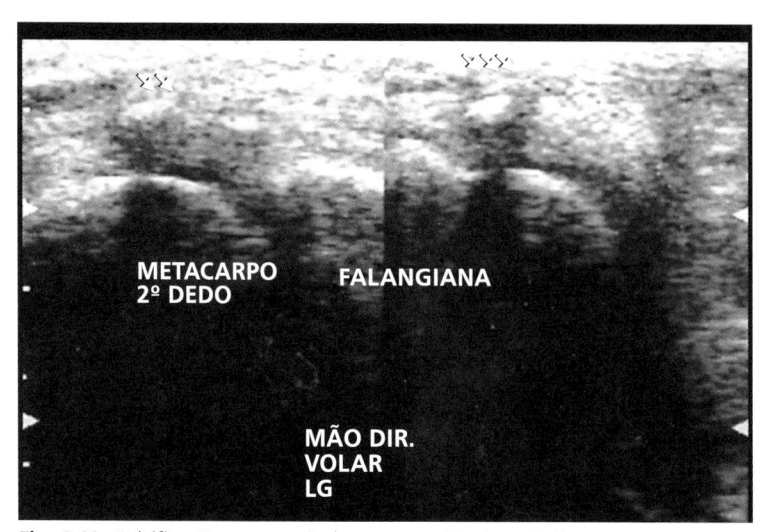

Fig. 4-49. Calcificações para-articulares na região da articulação metacarpofalangiana volar do 2º dedo da mão direita. Imagens hiperecoicas com sombras posteriores na região para-articular.

Corpos estranhos

Ocorrem, com maior frequência, em carpinteiros, ferreiros, vidraceiros, espelheiros, plantadores de flores e outros agricultores. A US é um excelente método para identificar corpo estranho, mesmo os radiolúcidos, seus danos nas estruturas e suas complicações: edema, inflamações, coleções abscedadas, granulomas, fistulização e rejeição tecidual. Na US, apresenta hiperecogenicidade no corpo estranho com halo hipoecogênico ou anecogênico pela inflamação. Ao **Doppler colorido e** *power* **Doppler** quase sempre há hiperemia periférica (Fig. 4-50).

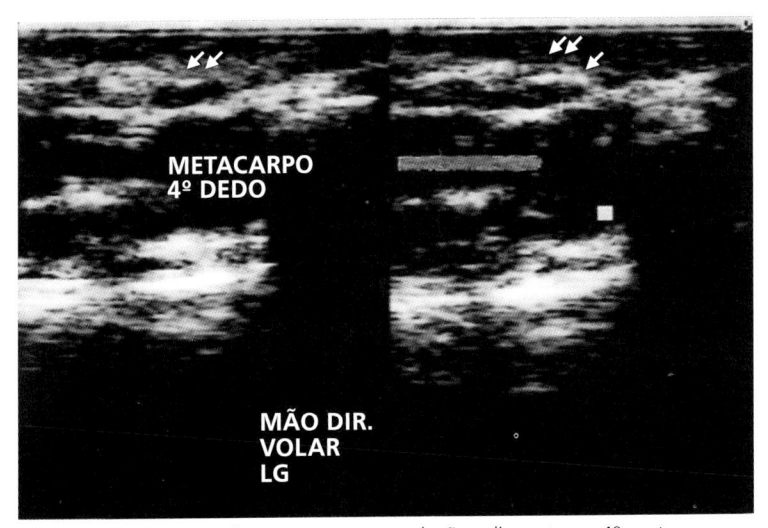

Fig. 4-50. Corpo estranho com pequena coleção adjacente no 4º metacarpo na região volar da mão direita. Pequeno foco hiperecoico (corpo estranho) com área anecoica.

☐ BIBLIOGRAFIA

Banerjee B, Das RK. Sonographic detection of foreign bodies of the extremities. *Br J Radiol* 1991;64:647-48.

Bonzani PJ, Durham NC, Millender L *et al.* Factors prolonging disability in work-related cumulative trauma disorders. *J Hand Surg* 1997;22A:30-34.

Brasseur JL, Tardieu M, Ultrassonografia do aparelho locomotor. Rio de Janeiro: Médica e Científica, 2004. p. 216.

Breidahl WH, Newman JS, Taljanovic MS *et al.* Power Doppler sonography in the assessment of musculoskeletal fluids collections. *AJR* 1996;166:1443-46.

Buchberger W, Judmaier W, Birbamer G *et al.* Carpal tumel syndrom: diagnosis with high-resolution sonography. *AJR* 1992;159:793-98.

Campell RSD, Grainger AJ. Current concepts in imaging of tendinopathy. *Clin Radiol* 2001;56:253-57.

Chiou HJ, Chou YH, Cheng SP *et al*. Cubital tunnel syndrome, diagnosis by high-resolution ultrasonography. *J Ultrasound Med* 1988 Oct.;17(10):643-48.
Duncan I, Sullivan P, Lomas F. Sonography in the diagnosis of carpal tunnel syndrome. *AJR* 1999;173:681-84.
Farin PU, Jaroma H. Sonographic findings of rotador *cuff* calcifications. *J Ultrassound Med* 1995;14:7-14.
Fornage BD. *Musculoskeletal ultrasound*. New York: Churchill Livingstone, 1995. p. 246.
Fornage BD. Sonographic preoperotive localisation of a foreign bodie in de hand. *J Ultrasound Med* 1987;6:217-19.
Foucher G. Compressions du nerf cubital au coude. *Rhumatologie* 1996;48(9-10):295-99.
Giovargnorio F, Andreoli C, De Cicco ML. Ultrasonographic evoluation of de Quervain disease. *J Ultrasound Med* 1997;16:685-89.
Gold RH, Seeger LL, Yao L. Imaging shoulder impingement. *Skeletal Radiol* 1993;22:555-61.
Gomes MJ. *Atlas comentado de ultrassonografia músculo esquelética*. Rio de Janeiro: Revinter, 2004. p. 476.
Helfenstein MJR. Lesões por esforços repetitivos. São Paulo: Merck Sharp e Dohme, 1997.
Hoglund M, Tordai P, Muren E. Diagnosis of ganglions in the hand and wrist by sonography. *Acta Radiologica* 1994;35:35-39.
Holsbeeck MTV, Introcaso JH. Musculoskeletal ultrasound. 2. ed. ST Louis, USA Mosby, 2001. p. 648.
Lee D, Holsbeeck MT, Janevski PK *et al*. Diagnosis of carpal tunnel sindrome. Ultrasound versus electromyography. *Radiol Clin North Am* 1999;37:859-72.
Littlejohn GO. Repetitive strain syndrome. In: John H, Klippel, Paul A. *Dieppe textebook of rheumatology*. London: Mosby, Year Book Europe, 1994. 5.17.1-5.17.4.
Morrey BF. *The elbow and its disorders*. 3rd ed. Philadelphia: WB Sauders, 2000.
Newman JS, Adler RS, Bude RO *et al*. Detection of soft-tissue hyperemia: value of power Doppler sonography. *AJR* 1994;163:385-89.
Oliveira CR. Lesões por Esforços Repetitivos (LER) – *Rev Bras Saúde Ocup* 1991;19:59-85.
Rempel DM, Harrison RJ, Barnhar TS. Work-related cumulative trauma disorders of the upper extremity. *JAMA* 1992;267:838-42.
Rossi C, Celloco P, Margaritondo E *et al*. Quervain disease in volleyball players. *Am J Sports Med* 2005;33(3):424-27.
Ryu KN, Lee SW, Rhee YG *et al*. Adhesive capsulitis of the shoulder joint: usefulness of dynamic sonography. *J Ultrasound Med* 1993;12(8):445-49.
Sans N, Lapègue F. *Ultrassonografia musculoesquelética*. Rio de Janeiro: Revinter, 2012. p. 290.
Sernik RA, Giovanni G. Ultrassonografia sistema músculo-esquelético. São Paulo: Sarvier, 1999. p. 240.
Smythe HA. The repetitive strain injury siyndrome is referred pain from the neck. *J Rheumatol* 1988;15:1604-8.
Solbiati L, Rizzatto G. Ultrasound of superficial structures. High frequencies, Doppler and intervencial procedures. London: Churchill Livingstone, 1995. p. 416.
Uhthoff HK, Loehr JW. Calcific tendinopathy of the rotator cuff pathogenesis, diagnosis, and management. *J Am Acad Orthop Surg* 1997 July;5(4):183-91.
Weiland AJ. Repetitive strain injuries and cumulative trauma disorders. *J Hand Surg* 1996;21A:337.

CAPÍTULO 5
LER/DORT em Membro Inferior

As lesões de membros inferiores são menos incidentes, mas também acredita-se que são menos detectadas por falta de procura de pacientes, por desconhecimento e falta de orientação dos profissionais médicos das empresas ou serviços do quadro clínico tratar-se de **LER/DORT**.

Temos examinado um número menor de casos, talvez um terço dos casos de membros superiores. Em geral, motoristas de caminhões ou de táxis, militares, policiais, seguranças, paraquedistas, dançarinos, pedreiros, ladrilheiros, agricultores ou plantadores, corredores, jogadores profissionais de futebol, voleibol e de basquetebol, professores de atividades físicas e danças, e religiosos ("beatos") que permanecem por longos períodos ajoelhados e não fazem atividades físicas para reforços musculares e movimentações das articulações.

Dentre as lesões são comuns tendinoses ou tendinopatias, ou entesopatias do tendão do calcâneo e patelares, tenossinovites de tibial posterior e fibulares, derrames articulares e sinovites de joelhos ou de tornozelos, fasciítes plantares, rupturas ligamentares, tendíneas, musculares e de tecido celular subcutâneo, bursites de joelhos ou tornozelos, cistos poplíteos, para-articulares ou de bainhas de tendões e alterações de nervos periféricos em tornozelos ou pés.

A **US** auxilia no diagnóstico e na localização das lesões, define ser aguda ou crônica, e o **Doppler colorido** e o *power* **Doppler** avaliam a complexidade da alteração pelo fluxo vascular apresentado. A **US** orienta aspirações de líquidos ou de coleções e para injeção medicamentosa ou de meio de contraste, e serve para guiar biópsias. Ajuda a identificar fraturas ocultas ou de estresse, não identificadas em radiografias ou mesmo ainda não visíveis nas radiografias.

As **radiografias** devem sempre ser realizadas para análise das partes osteoarticulares complementando o estudo das partes moles feito pelo **US** e pelo **Doppler colorido**.

Algumas vezes, também é empregada a **TC** ou a **RM** para complementação e esclarecimentos.

Agora passaremos a descrever os achados das ultrassonografias de cada região.

☐ QUADRIL, COXA, REGIÕES INGUINAIS, ILÍACAS, PUBIANAS E GLÚTEAS

As alterações que ocorrem nas faixas etárias mais jovens e nos adultos jovens são por atividades físicas constantes e abusivas, frequentemente pelos microtraumas em regiões dos músculos adutores, bíceps femoral e quadríceps. Apresentam quadro de dores, edemas e algumas limitações, quando são tendinopatias ou tenossinovites, mas, nas rupturas musculares de retofemoral, adutores e bíceps femoral ou nas bursites de íliopsoas ou trocanteriana, há dores intensas e grandes limitações.

Nos idosos, aparecem mais lesões na tuberosidade isquiática por entesopatias e no grande trocanter por bursite, entesopatia ou tendinopatia, com quadro clínico de dores e limitações para levantar, quase sempre relacionadas com exercícios com pesos e aparelhos ou alongamentos.

Nos indivíduos de meia idade, são lesões repetitivas por atividades físicas ou doenças ocupacionais, como tendinopatias do iliopsoas, do reto femoral, dos glúteos mínimo e médio, entesopatias do glúteo máximo e semitendinoso, bursites do iliopsoas e trocanteriana ou lesões do trato iliotibial. No quadro clínico, apresentam dores localizadas ou irradiadas para coxa, aumento de volume e claudicação com muita dificuldade para deambular.

Existe certa limitação para estudo ultrassonográfico do quadril para o tipo de alterações mais profundas em indivíduos com peso maior ou muito musculosos, em virtude do aumento da espessura da região, por isso é necessário usar sondas lineares de menores frequências de 7 a 10 MHz ou até sonda convexa de 3,75 a 5 MHz.

Derrame articular e sinovite

Na **US**, aparece líquido na articulação coxofemoral com mais de 8 mm, espessamento sinovial e deslocamento da cápsula sinovial. Ao *power* **Doppler e Doppler colorido**, há hiperemia. Em geral, são alterações inflamatórias secundárias a movimentos repetitivos. No diagnóstico diferencial, entram as lesões traumáticas por acidentes, quedas ou impactos, as doenças reumáticas, infecções, osteonecroses e artroses. Clinicamente, apresentam dores geralmente intensas, aumento volumétrico, limitações e claudicações (Fig. 5-1).

Bursites

Aumento de volume e dores na região da virilha ou glútea e no grande trocanter. São bursites do psoas, iliopsoas, iliopectínea, tensor da fáscia lata e isquiática. Neo bursites da região ilíaca com ou sem fraturas podem ser diagnosticadas pela **US** com hematoma e solução de continuidade. A **US** mostra imagem anecoica delimitada, às vezes com debris, proliferações sinoviais e até corpos livres nas bursites. No *power* **Doppler** e no **Doppler colorido,** podem existir fluxos vasculares, quase sempre periféricos. E, ainda, fazer compressão vascular do nervo cutâneo lateral da coxa ou do nervo femoral causando alterações neurológicas como parestesias, hipotrofias e limitações (Figs. 5-2 e 5-3).

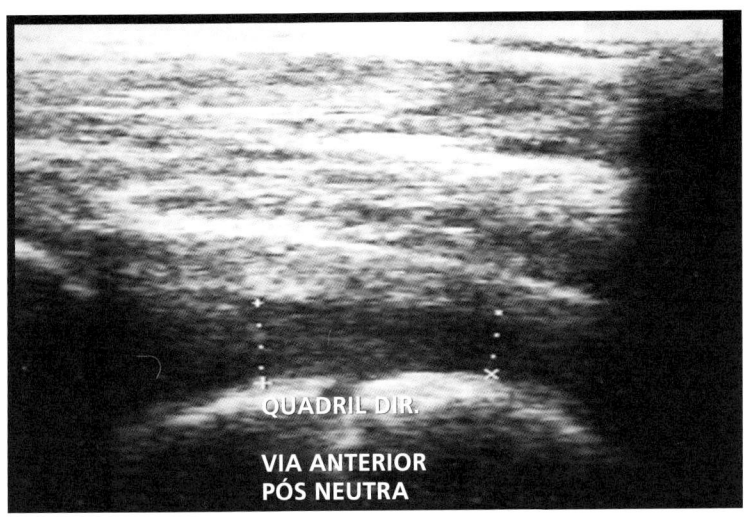

Fig. 5-1. Sinovite coxofemoral direita. Grande quantidade de líquido no espaço articular deslocando a cápsula em ginasta.

Tendinopatias/tendinoses

Tendinopatias/tendinoses de adutores, principalmente do adutor longo, retofemoral, iliopsoas, glúteos mínimo e médio, sartório, bíceps femoral e tensor da fáscia lata (trato iliotibial). Surgem nas atividades físicas ou ocupacionais com impactos constantes ou de saltos. Na US, existe espessamento tendíneo, hipoecogenicidade por edema ou hiperecogenicidade do tendão por fibrose ou depósito de cál-

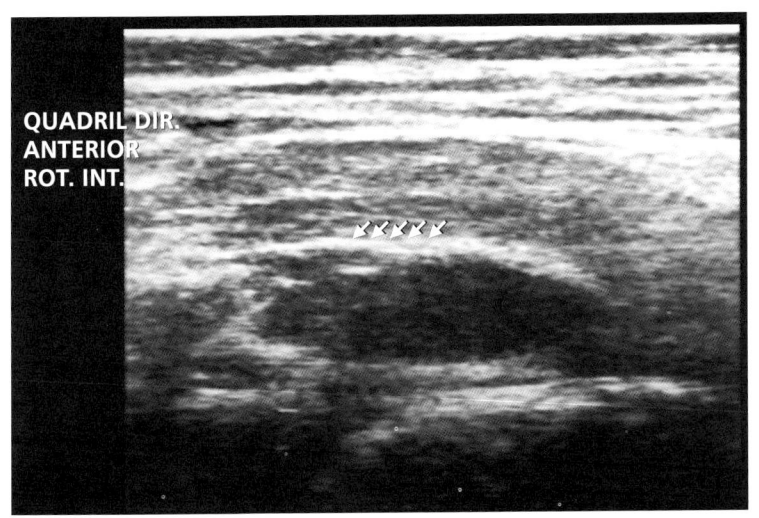

Fig. 5-2. Bursite do iliopsoas direito. Imagem anecoica por líquido distendendo a bursa em prática de ginástica, dança e pilates.

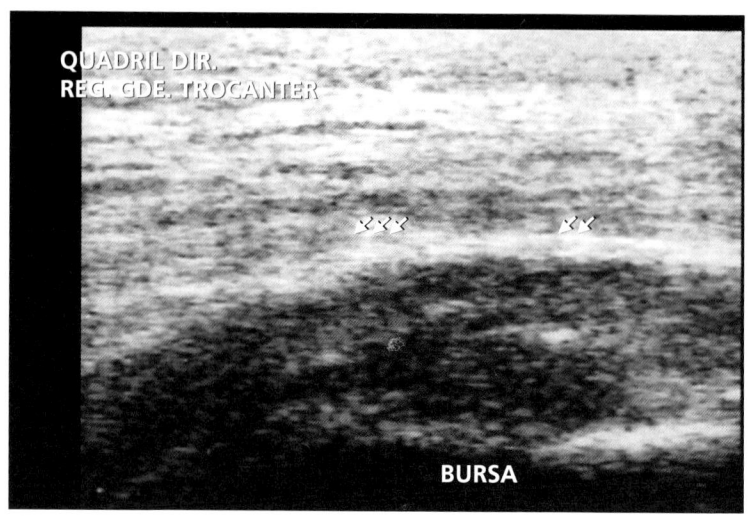

Fig. 5-3. Bursite trocanteriana do quadril esquerdo. Líquido na bursa com aspecto hipoecoico em jogador de futebol e voleibol.

cio. Dores e certas restrições de movimentos são os achados. Há, por vezes, o sinal do ressalto sem outros sintomas ou clínica oriundo de lesão intra-articular: alteração de cartilagem, labral ou por corpos livres e lesão extra-articular: as mais frequentes ocorrem pelo atrito da fáscia lata ou trato iliotibial posteriormente e anteriormente pelo glúteo máximo no grande trocanter. Pode ser encontrado sinais de ressalto internamente do tendão do iliopsoas com estalido e limitação com edema. O ressalto externo por luxação posterior do trato iliotibial além do grande trocanter é visto em dançarinos e atividades de saltos e corredores. É difícil, algumas vezes, diferenciar de rupturas, sem a ajuda da **RM**, principalmente quando pequenas e pelo fator de limitação da US em lesões profundas e por ser a região volumosa. Devemos relembrar no diagnóstico diferencial as alterações de coluna lombossacral por espondiloartose ou hérnia discal, bursites isquiáticas ou trocanterianas, e síndrome do piriforme. O uso do **Doppler colorido** auxilia na identificação e na classificação de atividade de doença (Figs. 5-4 e 5-5).

Entesopatias

Aparecem em atividades físicas constantes e excessivas em Pilates e Ioga, acidentes ou por **LER/DORT**. O quadro de dores na região isquiática, grande trocanter, dor na virilha ou pubalgia frequentemente no envolvimeto do semimembranoso, adutores ou grácil. Na **US**, há espessamento e hipoecogenicidade de enteses por edema na fase aguda, e por ecogenicidade ou hiperecogenicidade por fibrose ou cálcio depositado na fase crônica. As dores das regiões inguinais podem estar rela-

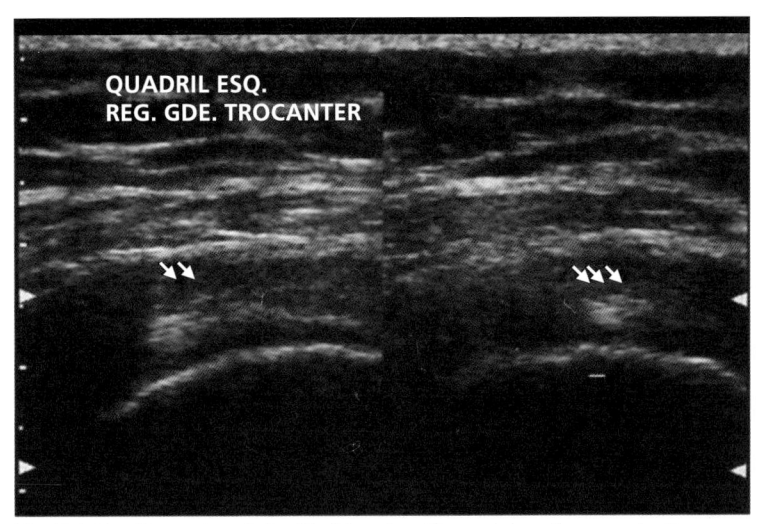

Fig. 5-4. Tendinopatia crônica fibrótica do glúteo mínimo à esquerda. Foco ecogênico no tendão, inferiormente no grande trocanter.

cionadas com hérnias, adenites, granulomas, nódulo sólido, hematoma, alterações vasculares, aderências, iatrogenias pós-próteses ou outras, devendo ser lembradas para a diferenciação. O **Doppler colorido** ajuda a localizar e analisar o grau de inflamação (Figs. 5-6 e 5-7).

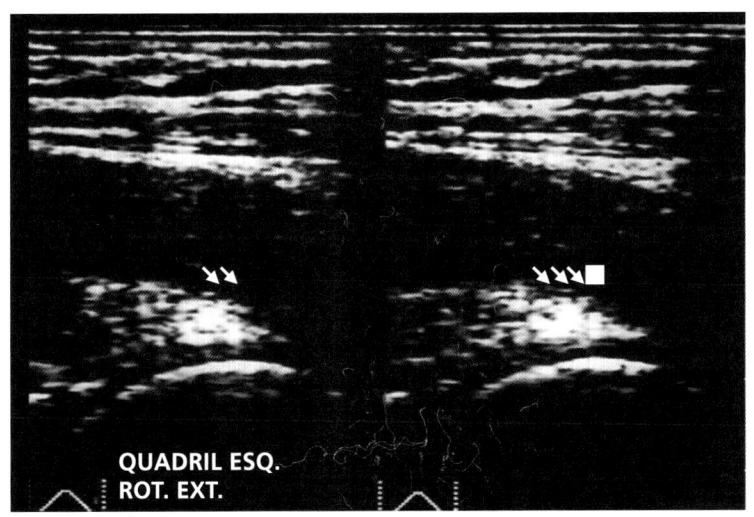

Fig. 5-5. Tendinopatia crônica fibrótica do iliopsoas esquerdo. Grande área hiperecoica na região supra-acetabular na projeção do tendão.

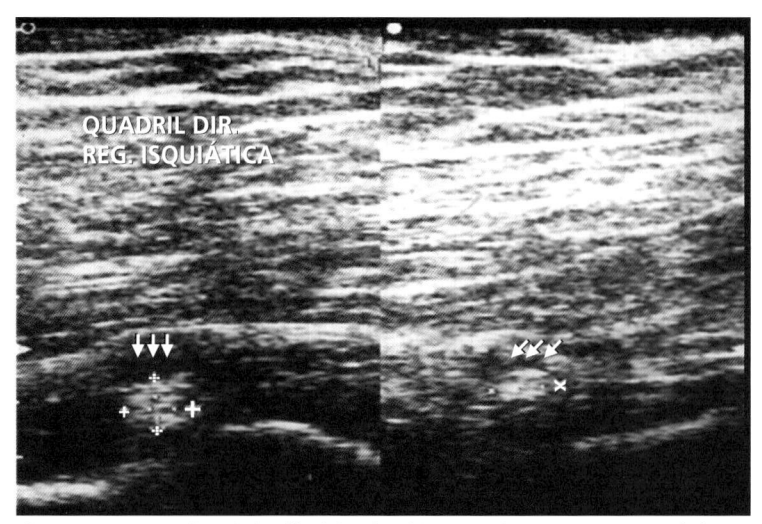

Fig. 5-6. Entesopatia crônica fibrótica do glúteo máximo. Imagem ecogênica na tuberosidade isquiática direita.

Alterações do trato ou banda iliotibial (fáscia lata)

Aparece, por vezes, no trato iliotibial da região ilíaca anterossuperior ao côndilo lateral do fêmur por trauma direto ou constantes torções ou fricções em movimentos repetitivos cm militares, dançarinos, profissionais de voleibol, basquetebol, futebol, nadadores, remadores ou por grandes esforços em subidas ou transporte de pesos. Tem dores do ilíaco à face lateral da coxa distal, às vezes creptação e ede-

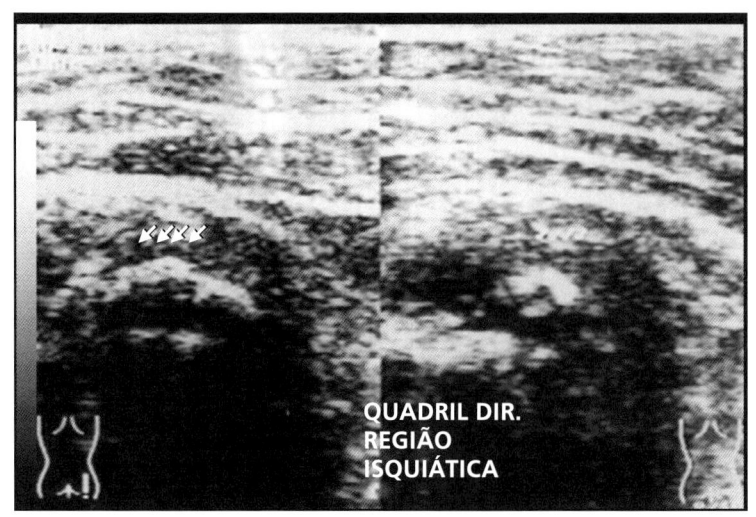

Fig. 5-7. Entesopatia crônica calcárea do semitendinoso direito. Calcificações extensas hiperecoicas no tendão do semitendinoso na região isquiática.

ma local causando reações inflamatórias (**fasciites**) ou fissuras. À US, observa-se espessamento da fáscia, líquido nas inflamações (aspecto anecoico ou hipoecoico), descontinuidade nas fissuras ou nas desinserções (aspecto hipoecoico), em geral distal no tubérculo de Gerdy. Ao Doppler colorido, há aumento de fluxo vascular ou hiperemia (Figs. 5-8 e 5-9).

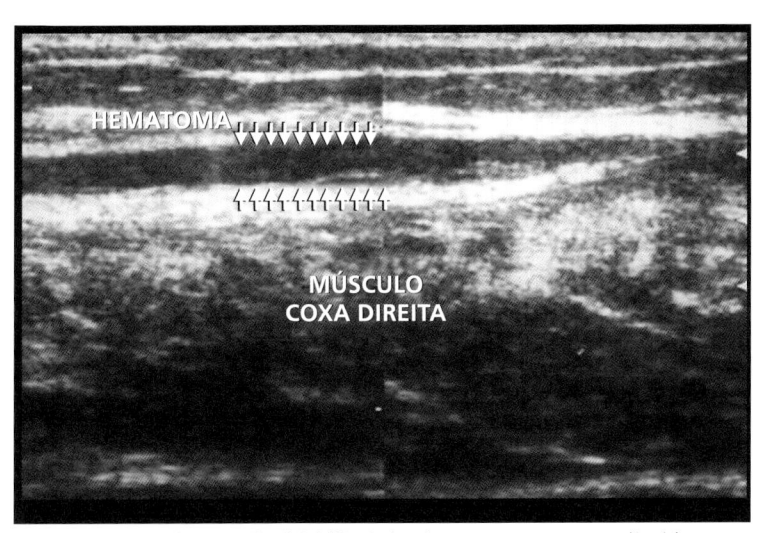

Fig. 5-8. Fasciite do trato iliotibial (fáscia lata). Espessamento com líquido no terço proximal anterolateral da coxa próximo ao grande trocanter. Atividades físicas em academia.

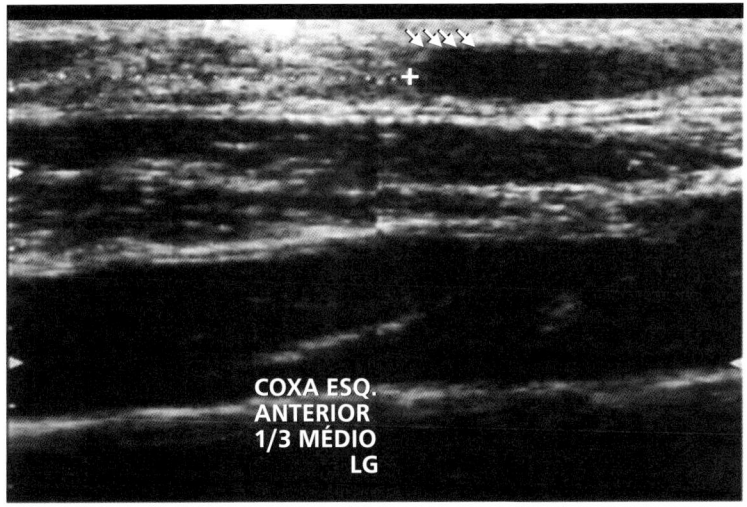

Fig. 5-9. Fasciite do trato iliotibial. Imagem anecoica superficial no terço proximal da coxa esquerda em indivíduo que faz exercícios frequentemente em academias.

Rupturas

Musculares, de fáscias aponeuróticas, tendões, enteses, ligamentos, lesões de labros ou tecido celular subcutâneo. Podem estar relacionadas com trauma direto no trajeto para o trabalho, por **LER/DORT**, atividades físicas e de lazer. Quase sempre há dores, edema, hematomas, aumento de volume, levando à limitação de movimentos. A manifestação pode ser de pubalgia intensa por ruptura dos músculos semitendinoso, semimembranoso, adutor longo ou grácil. Na ruptura do retofemoral, às vezes com ou sem avulsão osteocondral da espinha ilíaca anteroinferior, apresentam, geralmente, dores, edemas e hematomas, estando mais presentes em exercícios de saltos, impactos, chutes ou quedas. Na **US**, na ruptura parcial, existe descontinuidade com área anecoica ou hipoecoica, redução da espessura ou afilamento em tendão na fase aguda, enquanto na evolução surgem imagens hiperecoicas por fibrose de cicatrização ou por calcificação. Na ruptura completa, há *gap* ou vazio no local da lesão e retração tendínea. No labro, aparece faixa hipoecoica e deformidade da estrutura. No músculo, na fáscia aponeurótica e no tecido celular subcutâneo (TCSC), quando leve ou há somente estiramento, pode existir apenas espessamento e edema, enquanto nos casos mais graves surge a descontinuidade com imagem anecoica ou hipoecoica por hematoma. Nas enteses e nos ligamentos, as rupturas produzem hipoecogenicidade, diminuição da espessura e, às vezes, coleção líquida. Para facilitar a localização da ruptura é recomendado aplicar o **Doppler** colorido (Figs. 5-10 a 5-12).

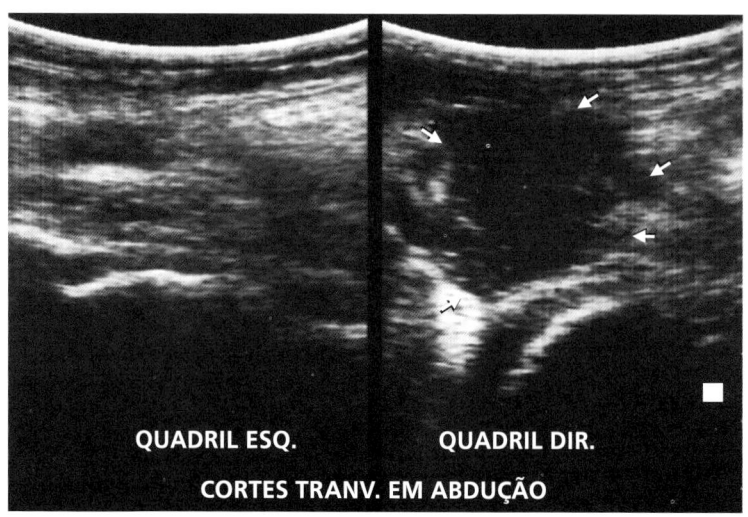

Fig. 5-10. Ruptura parcial com grande hematoma no músculo iliopsoas do quadril direito em jogador de futebol. Descontinuidade com área anecoica no músculo (estudo comparativo com o esquerdo).

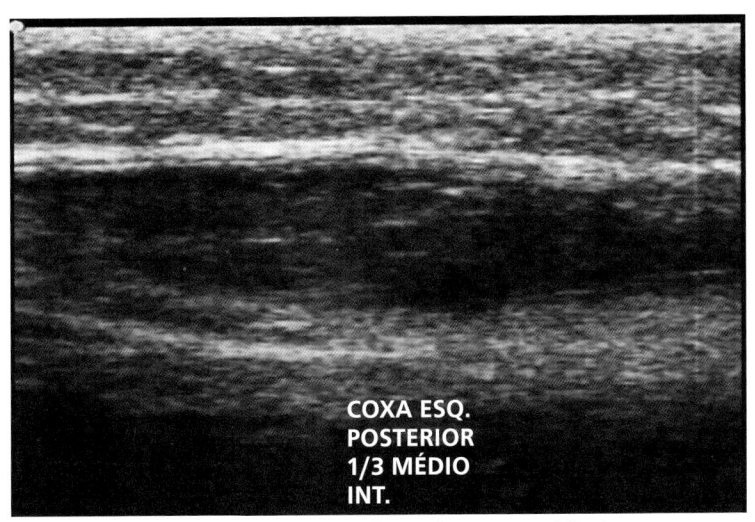

Fig. 5-11. Ruptura muscular do bíceps femoral no terço médio da coxa esquerda. Faixa hipoecoica na descontinuidade muscular com sinais de edema ou hematoma.

Alteração cartilaginosa

Dor na articulação coxofemoral, limitação de rotação e extensão e claudicação. A US mostra redução da espessura da cartilagem com modificação da ecogenicidade. Ocorre nos processos crônicos de longas datas por microtraumas repetitivos frequentes e excessivos.

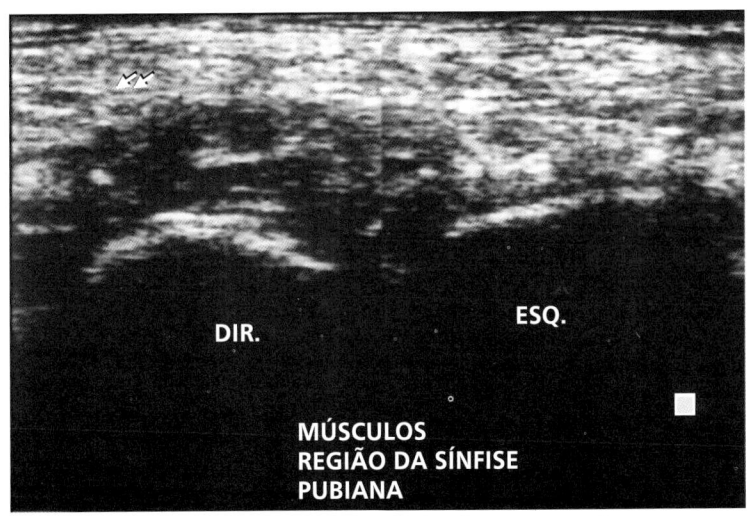

Fig. 5-12. Pulbite. Jogador de futebol profissional com ruptura do semitendinoso direito. Espessamento com hipoecogenicidade na região pubiana direita (comparada com a esquerda).

Articulação

Na US, a fenda articular diminui, com superfícies ósseas irregulares, e menos comum desvio articular por luxação ou subluxação. Às vezes, com líquido articular e sinovite. São atribuídas a impactos constantes, como no voleibol, tênis, basquetebol, futebol, ginastas, dançarinos e motoristas profissionais.

Lesões ósseas

Em geral, surgem em atividades de saltos, chutes e impacto causando fraturas ósseas, fraturas por estresse ou ocultas e osteítes púbicas por microtraumas repetitivos, e, ainda, hematoma subperiosteal, cisto subperiosteal ou osteonecrose. Há relato de dores, limitações, edemas e hematomas. As alterações são precocemente achadas pela ultrassonografia e não identificadas nas radiografias (Figs. 5-13 a 5-15).

Pseudonódulos, nódulos sólidos ou císticos

Nas partes moles em músculos, fáscia aponeurótica, tecido celular subcutâneo, bainha de tendão, articular, para-articular ou ósseo, em geral, visíveis e palpáveis. A US detecta, caracteriza e localiza a lesão, devendo ser complementada com **Doppler colorido** e *power* **Doppler**, para definir a existência de vasos com fluxos, caracterizando melhor a natureza da lesão. Os pseudonódulos como granulomas, abscessos residuais, fibroses cicatriciais, hematomas crônicos ou outros, são achados associados não relacionados com **LER/DORT**. Da mesma forma que nódulos sólidos: fibromas, lipomas, fibrolipomas, angiofibromas, hemangiomas, histioci-

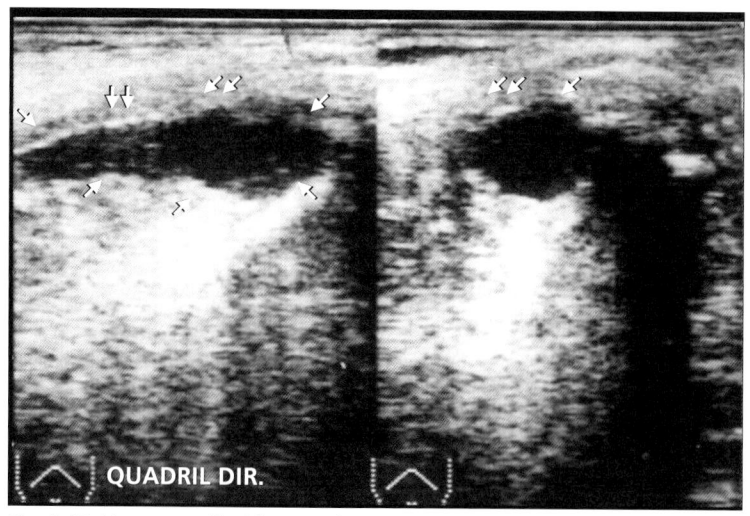

Fig. 5-13. Hematoma líquido anecoico em partes moles próximo à fratura do ilíaco direito na região anterossuperior.

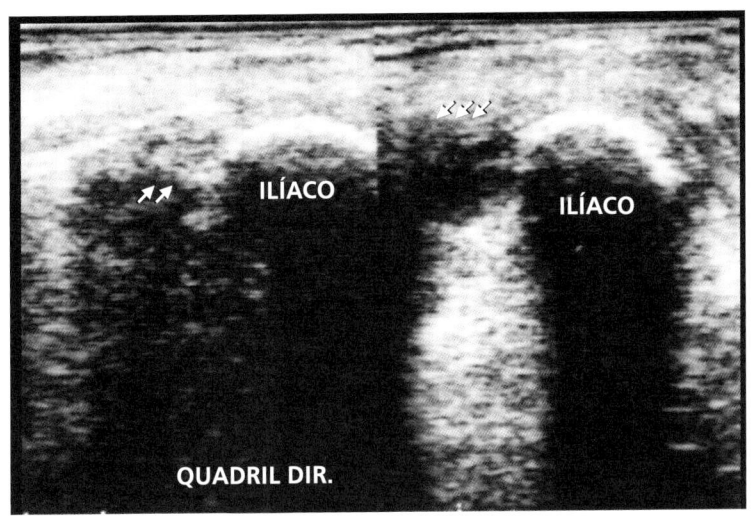

Fig. 5-14. Fratura do ilíaco direito anterossuperior, com fragmentos e descontinuidades ósseas.

tomas, tumor de células gigantes, angiossarcomas, rabdomiossarcomas, neurossarcomas, melanomas ou de outras naturezas podem estar presentes, porém não têm relação com lesões por microtrauma repetitivos, entretanto estamos lembrando para serem descartadas. As alterações císticas de TCSC, articular, para-articular, peritendínea, muscular, de labro ou subperióstica podem ser secundárias a microtraumas repetitivos constantes e intensos.

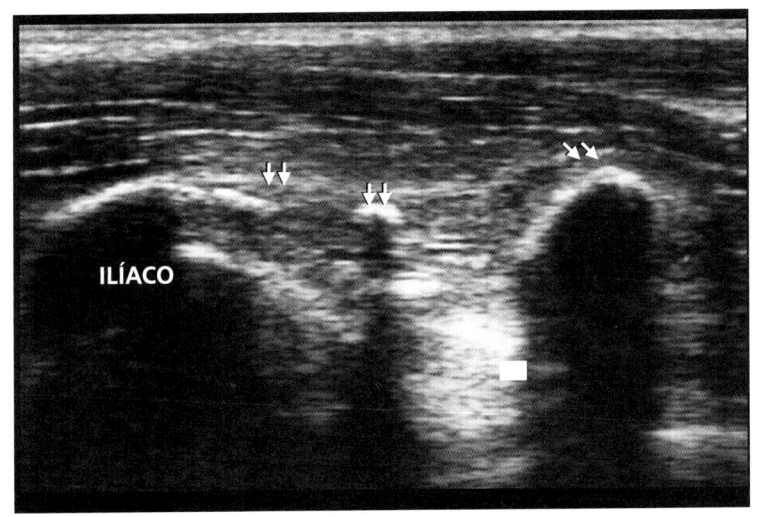

Fig. 5-15. Fratura oculta do ilíaco direito. Irregularidades ósseas com fragmentação na borda anterolateral do quadril junto ao acetábulo.

Lesão de labro

O labro é uma estrutura fibrocartilaginosa na borda acetabular, triangular ecogênica, que pode sofrer microtraumas levando à degeneração, fissuras e formação de cistos. Origina dor local, restrição de movimentos a claudicações que pelo tempo pode produzir danos articulares e tendíneos. Evidentes em saltos e impactos por atividades físicas de futebol, basquete, vôlei, tênis ou outros e danças por lazer ou profissionais.

Neuropatias

São extremamente raras em LER/DORT e aparecem secundariamente a bursites ou hematomas em rupturas no iliopsoas ou psoas comprimindo o nervo cutâneo lateral da coxa ou o nervo femoral ou, posteriormente, no nível do glúteo máximo, afetando o nervo isquiático ou ciático por hematoma em ruptura e, ainda, em bursite pós-traumática em quedas ou excesso de esforços. Diagnóstico diferencial com granulomas, fibroses pós-injeções ou pós-cirurgias.

☐ JOELHO E PERNA (PANTURRILHA)

As lesões por movimentos repetitivos causam dores, inchaços e limitações para deambular. Em geral, ocorrem no joelho mais por tendinopatias do patelar ou por tenossinovites da pata de ganso, e a seguir alterações do quadríceps. Por vezes, há bursites suprapatelares ou infrapatelares superficiais com associação de derrames articulares. Entesopatias de inserção do tendão do quadríceps ou do patelar também são vistas. Estas lesões são achados em impactos constantes por saltos ou excesso de atividades de correr, subir ou descer escadas, sobrecargas, sobrepesos ou outras. São comuns cistos poplíteos, e menos frequentes os para-articulares ou pré-patelares ou meniscais. Dentre as rupturas, as dos músculos gastrocnêmios mediais que ocorrem com maior frequência, levando a edemas, hematomas e dificuldades para andar, relacionados com trauma direto ou indireto como a síndrome da pedrada, grande esforço empurrando peso e atividades profissionais de impactos. Depois vêm as lesões no músculo tibial anterior e mais raramente nos fibulares em atividades físicas, professores de danças ou de educação física, militares, paraquedistas, jogadores de voleibol, basquetebol e outros.

Citaremos agora as alterações que podem aparecer em LER/DORT.

Tendinopatias ou tendinoses

Estes tipos de alterações atingem mais o patelar por *over use* (sobrecargas) em atividades físicas ou desportivas por lazer ou profissional (atletas, basquete, vôlei, tenis, futebol, saltos em altura, atividades com aceleração como corridas, motoristas, paraquedistas, militares, judô, professores de educação física, dançarinos etc.). A grande maioria é no terço proximal do tendão patelar junto à patela por esforços constantes profissionalmente ou por atividade por *hobby*. Foi descrita em jovens e chamada de doença de Sinding-Schlatter-Johansson, mas hoje se tem encontrado em adultos jovens em fase profissional. Na **US**, existe espessamento com hipoecogenicidade do tendão e espessamento pós-degeneração. As tendinopatias do quadríceps e do bíceps femoral apresentam, na **US**, espessamento com hipoecogenicidade na fase aguda e hiperecogenicidade por calcificação ou fibrose na fase crônica. Outros tendões como semitendinoso, semimembranoso, grácil, por vezes, também encontram-se lesionados. Na tendinopatia da pata de ganso, os tendões envolvidos sartório, grácil e/ou semitendinoso, e é mais comum as peritendinites contendo líquido sinovial na bainha dos tendões, ou aparecendo espessados e com hipoecogenicidade no tendão por tendinose, e provocam dores e edema local, podendo existir derrame articular ou bursite associados. As lesões do tendão poplíteo são raras, surgem em excesso de atividade, mais em corredores e **exercícios** que frequentemente ocorrem em descidas. Em trato iliotibial, há espessamento, edema ou líquido na fáscia lata localizados próximo, em terço médio proximal ou distal, provocados por muitos exercícios de flexão ou extensão e impactos em mergulhadores, nadadores, remadores, voleibol, basquetebol, saltadores e outros (Fig. 5-16).

Derrames articulares ou sinovites

Os **derrames** articulares caracterizados na **US** por líquido anecoico ou hipoecoico pela presença de elementos flutuantes ocorrem nos espaços articulares suprapatelares e/ou parapatelares. Costumam ser encontrados nos microtraumas repetitivos e atividades não profissionais com impactos, torções, acelerações e outras. As **sinovites** são bem menos achadas, vistas na **US** como espessamento sinovial ecoico ou hiperecoico, às vezes irregulares e hipoecoicos, podendo conter corpos livres. No **Doppler colorido**, quase sempre há hiperemia por atividade de doença (Figs. 5-17 e 5-18).

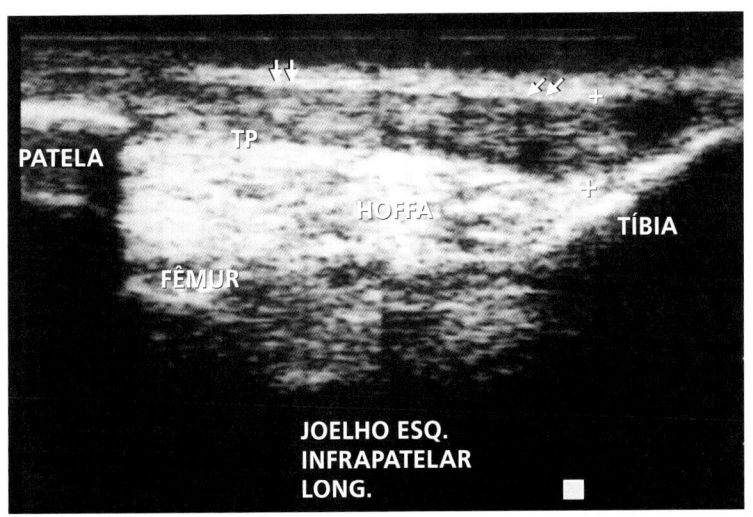

Fig. 5-16. Tendinose do patelar esquerdo. Pequeno espessamento com hipoecogenicidade tendínea em toda a extensão.

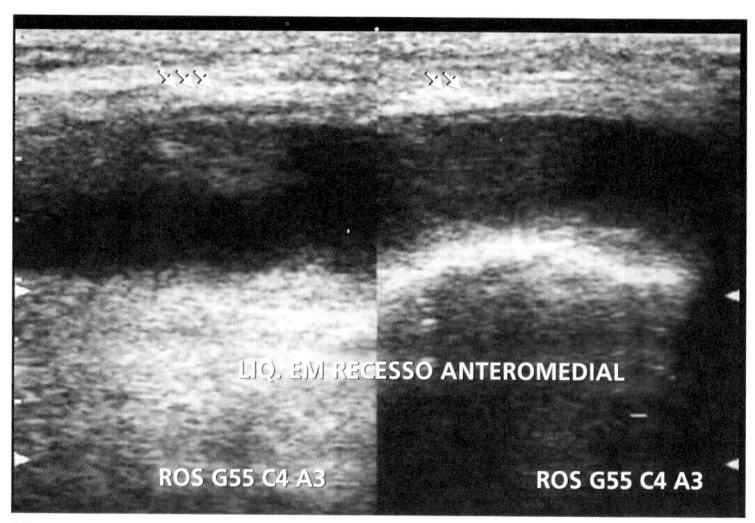

Fig. 5-17. Derrame articular e sinovite anteromedial no joelho esquerdo. Imagem anecoica no recesso articular.

Bursites

As mais frequentes são achadas nas regiões suprapatelares ou infrapatelares superficiais e profundas, descritas em atividades que envolvem saltos para exercícios e/ou profissionais (vôlei, basquete, ginastas, paraquedismo e outros militares), extensões constantes do joelho ou perna (principalmente em jogadores de futebol, dançarinos em geral ou de balé) ou atividades que envolvem ajoelhar (pedreiros,

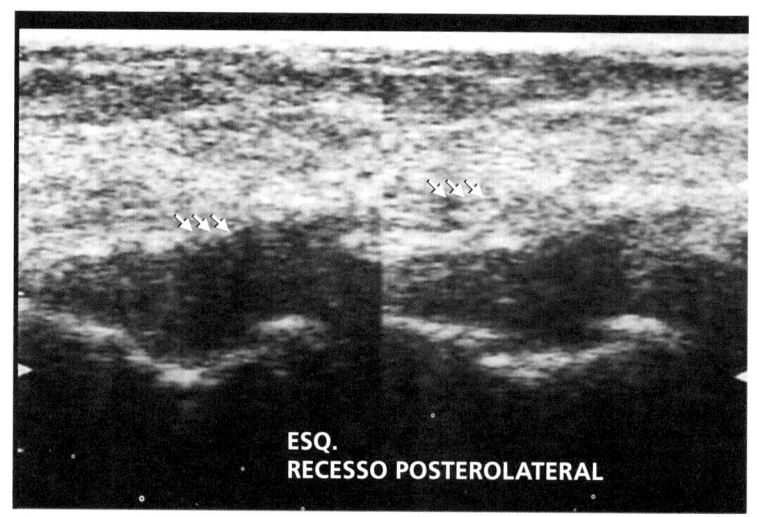

Fig. 5-18. Derrame articular posterolateral no joelho esquerdo. Aumento de volume com líquido (anecoico) em espaço articular depois de esforço físico.

ladrilheiros e religiosos). A **US** mostra distensão da bursa por líquido anecoico ou hipoecoico; às vezes, contém proliferações de sinóvias, calcificações parietais ou corpos livres. Deve-se lembrar que as bursas da pata de ganso e do gastrocnêmio medial pouco são afetadas no geral e raramente na **LER/DORT**. São vistas hiperemias periféricas no **Doppler colorido** ou *power* **Doppler** (Figs. 5-19 e 5-20).

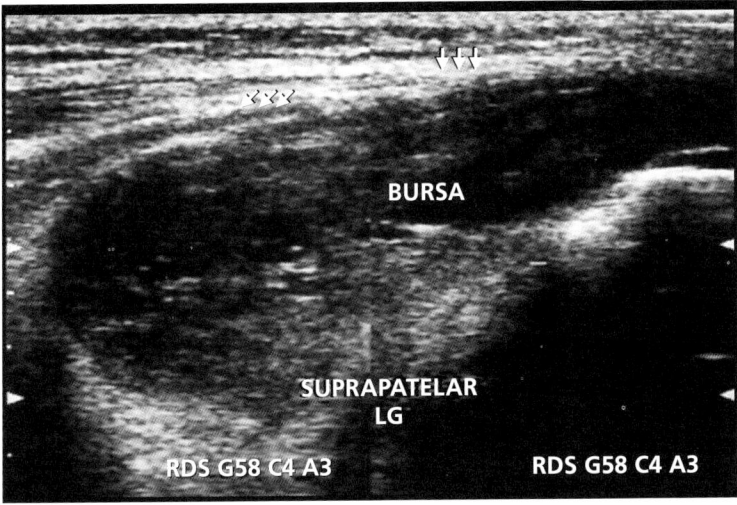

Fig. 5-19. Bursite suprapatelar direita crônica. Grande quantidade de líquido hipoecoico com líquido e debris.

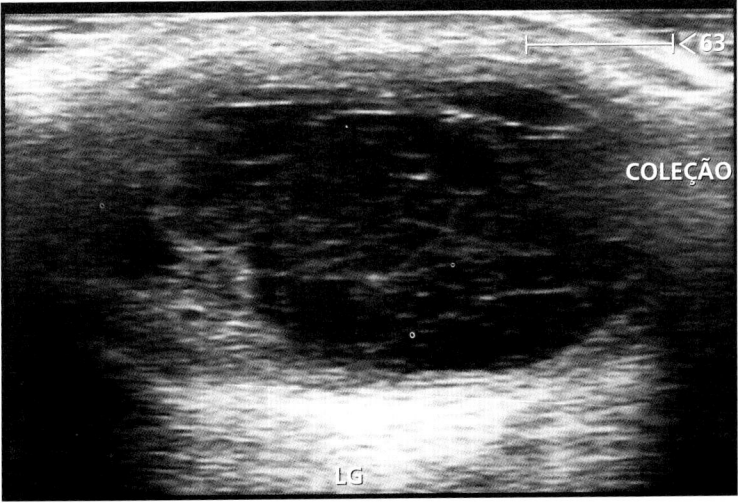

Fig. 5-20. Bursite infrapatelar. Distensão com líquido e proliferações sinoviais. Faz hidroginástica com frequência.

Entesopatias

Geralmente encontradas no tendão do quadríceps na inserção na patela, com calcificação nos casos de excesso crônico de extensão e flexão da coxa e/ou do joelho. Visto na US como imagem hiperecoica no quadríceps distal junto à patela. É mais achado ultrassonográfico ou radiológico do que clínico.

Nódulos císticos ou sólidos

Cistos são mais frequentes na fossa poplítea, mas podem ocorrer pré-patelar, para-articular ou peritendíneo. O cisto de Baker na face posteromedial tem comunicação articular, relacionado com microtraumas repetitivos de exercícios, descida ou subida de escadas, sapatos com saltos altos, esforços de extensão constante da perna, saltos de grandes alturas e outros. Lembrando que nas doenças reumáticas como Artrite reumatoide é comum ser achado e, também, na sinovite vilonodular, os cistos poplíteos ou de Baker. Os cistos são, na maioria das vezes, achados assintomáticos e identificados pelo aumento de volume posteriormente na fossa poplítea. Quando há dor porque tem inflamação, proliferação sinovial ou corpos livres, ou em decorrência do grande volume estar comprimindo estruturas levando à algia da região. Podem romper-se espontaneamente.

Nódulos sólidos de TCSC, músculos, articulares e ósseos podem ser encontrados. Os benignos mais vistos são os lipomas, fibromas, xantomas, histiocitomas, tumor de células gigantes, sinovioma e osteocondroma. Dentre os malignos estão os sarcomas: sinoviossarcoma, rabdomiossarcoma, osteossarcoma e condrossarcoma. Os estudos com **Doppler colorido** e *power* **Doppler** são fundamentais para caracterização da vascularização, definindo melhor o tipo do tumor, se benigno ou maligno pela quantidade de vasos e pela resistência do fluxo vascular. Os cistos são frequentes na **LER/DORT**, mas os nódulos sólidos não estão relacionados (Figs. 5-21 a 5-25).

Meniscos

As rupturas, degenerações, cistos, extrusões e condrocalcinose podem ser encontradas em atividades físicas não profissionais ou profissionais, torções ou quedas. O quadro clínico é de gonalgia e derrame articular com muita limitação articular, associados a derrame articular e/ou bursite. A ultrassonografia pode demonstrar as lesões médias e maiores e suas complicações, sendo a **RM** o melhor método de investigação para avaliar, principalmente, as rupturas profundas (Fig. 5-26).

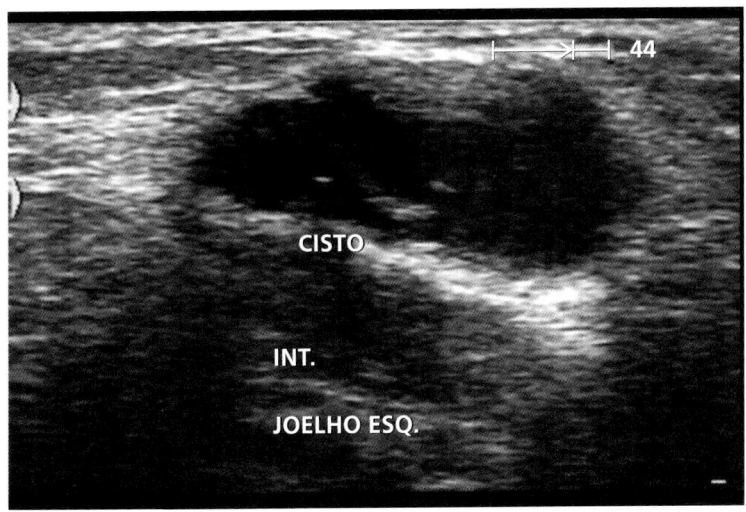

Fig. 5-21. Cisto pré-patelar do joelho esquerdo. Área anecoica de paredes espessas.

Rupturas

São parciais ou completas e afetam músculos, fáscias aponeuróticas, tecido celular subcutâneo, ligamentos, meniscos e retináculos. As rupturas parciais são mais frequentes que as completas. Doenças preexistentes como diabetes, hipotireoidismo, obesidade e insuficiência renal crônica favorecem as rupturas. A US demonstra descontinuidade com edema ou hematoma em músculo, aponeurose, tecido celu-

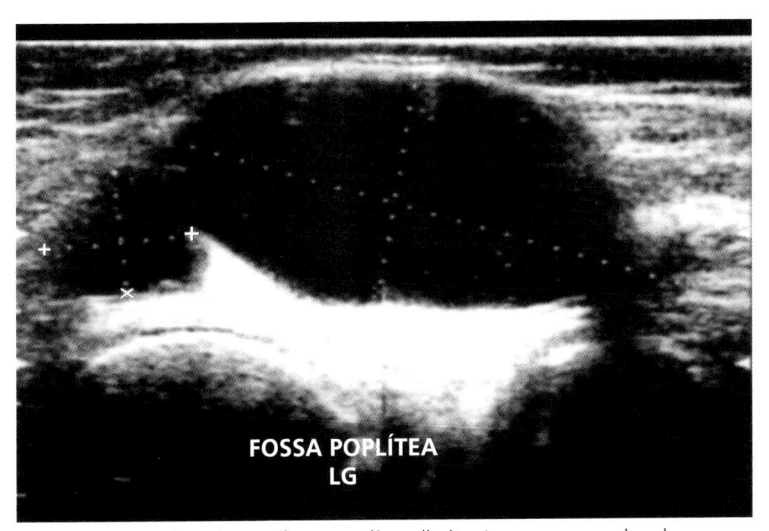

Fig. 5-22. Cisto de Baker na fossa poplítea direita. Imagem anecoica de paredes finas e regulares com comunicação articular em corte longitudinal.

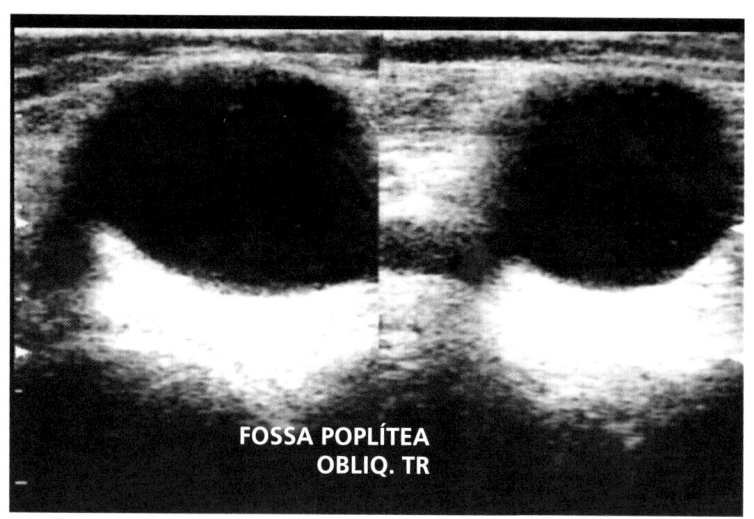

Fig. 5-23. Cisto de Baker direito em corte transverso com áreas anecoicas e comunicações na fossa poplítea.

lar subcutâneo, retináculo e ligamento, ou avulsões mioaponeurótica com lesão em faixa contendo líquido. No menisco, desaparece o aspecto triangular, surge alteração de contorno, fragmentação hipo ou hiperecoica. O quadro clínico apresenta dores com inchaços, hematomas, calcificações e limitações, relacionadas com traumas diretos, impactos, grandes esforços, quedas da própria altura ou de grandes

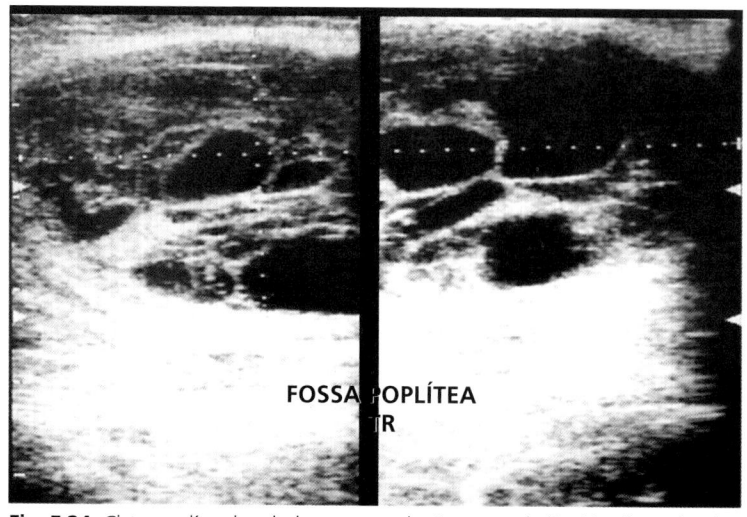

Fig. 5-24. Cisto poplíteo loculado ou septado. Imagem de líquido distendendo a fossa poplítea com lojas separadas por septos no joelho esquerdo

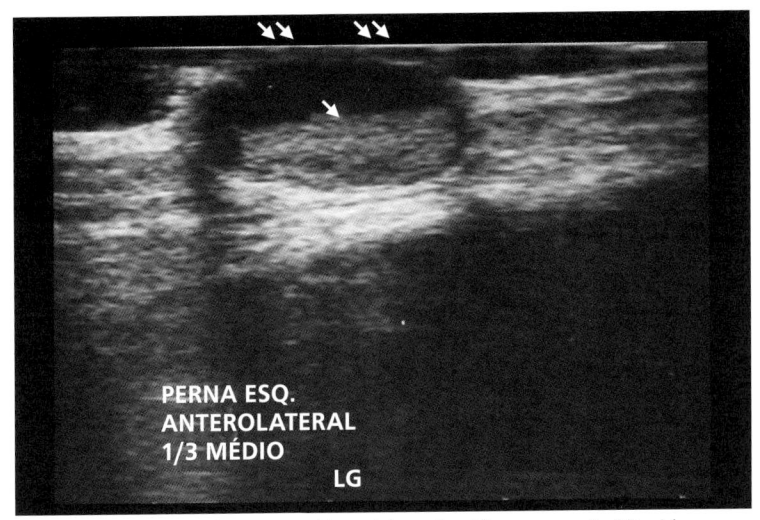

Fig. 5-25. Cisto complexo no tecido celular subcutâneo com nível líquido e debris e reforço acústico posterior, na face anterolateral da perna esquerda por trauma direto.

alturas, em atividades físicas desportivas ou profissionais. O **Doppler colorido** auxilia a identificar a ruptura, pela vascularização local. Na evolução, percebe-se a restauração das estruturas com reabsorção dos hematomas por completo, parcial ou substituição por seromas (Figs. 5-27 a 5-29).

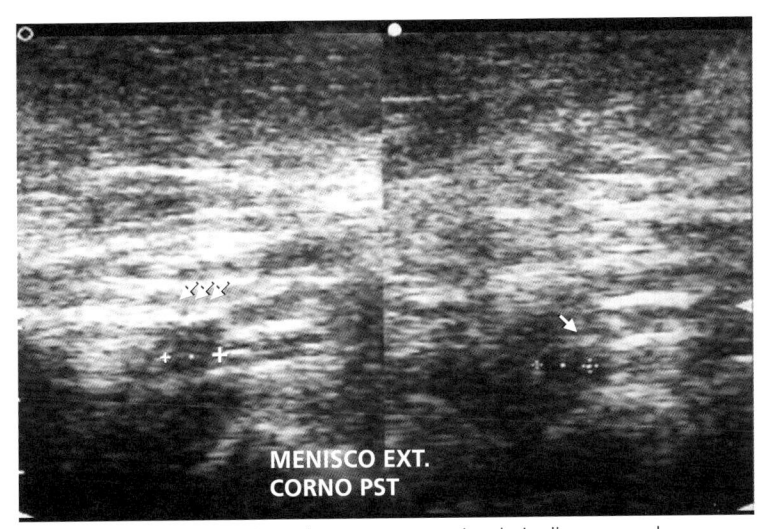

Fig. 5-26. Cisto meniscal lateral no corno posterior do joelho esquerdo. Pequena área hipoecoica circunscrita.

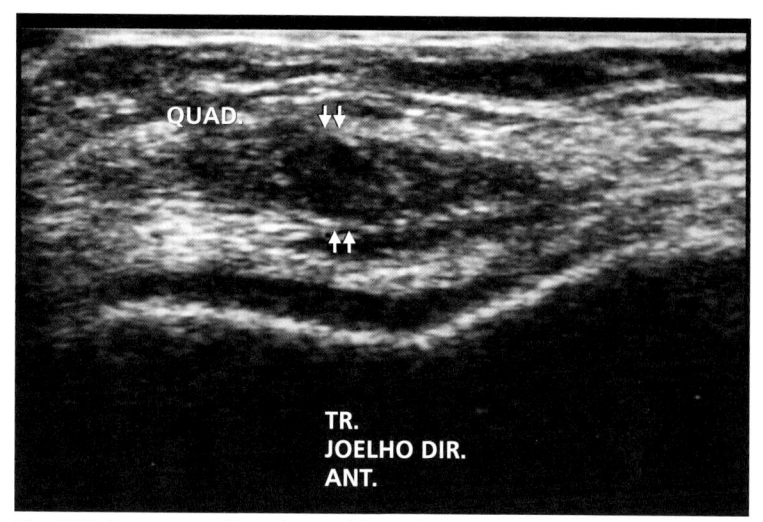

Fig. 5-27. Ruptura tendínea do quadríceps direito. Descontinuidade, espessamento e hipoecogenicidade do terço distal do tendão. Grandes esforços constantes pegando peso.

Ligamentos

Lesões pouco comuns por microtraumas repetitivos, sucedem nos ligamentos colaterais, mais nos mediais que laterais, junto às alterações meniscais. As lesões nos ligamentos cruzados anteriores também são pouco frequentes, e ainda menos nos cruzados posteriores. Existem tanto em atividades físicas profissionais, desportista

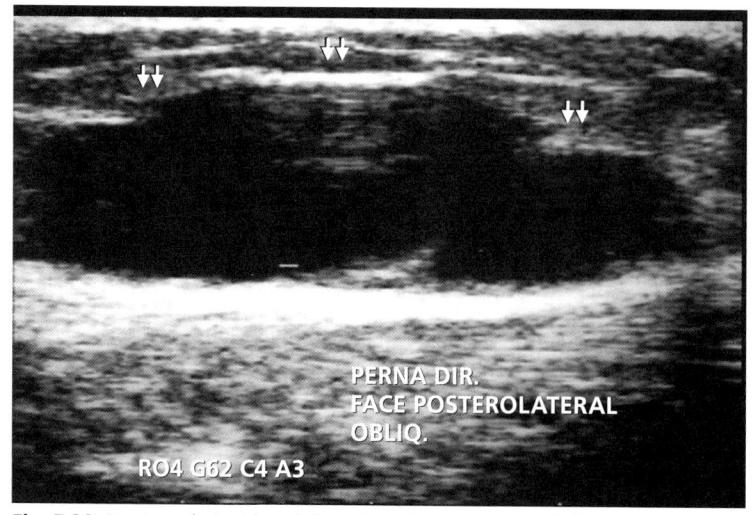

Fig. 5-28. Ruptura do tecido celular subcutâneo com grande hematoma (anecoico) na perna direita na posteromedial em trauma direto. Hematoma na perna esquerda por trauma.

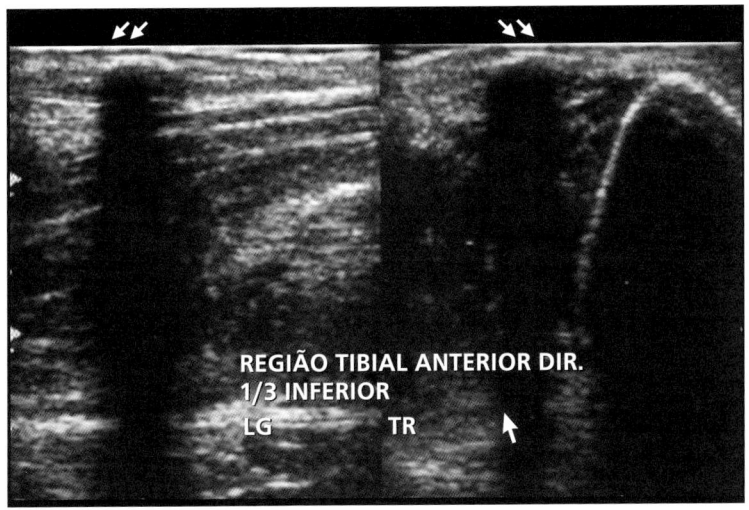

Fig. 5-29. Calcificação (imagem hiperecoica) na derme com sombra posterior na perna direita por trauma com ruptura na face pré-tibial.

com saltos, acidentes em transporte para o trabalho e quedas de grandes alturas. Manifestam dores, edemas, limitações e dificuldades para deambular. A RM é o exame de maior precisão para os ligamentos cruzados.

Retináculos

As lesões dos retináculos parapatelares mediais são pouco comuns, e as laterais muito raras nas atividades profissionais. Causam dores, edemas e limitações. Achadas em torções, grandes impactos ou choques diretos ou por quedas, principalmente de bicicletas ou de alturas. Na US, há descontinuidade com área anecoica por hematoma, derrame articular, lesão de ligamento colateral medial e desvio patelar podem ser observados como é citado na literatura.

Alterações cartilaginosas, articulares e ósseas

Os impactos constantes em atividades profissionais, sobrepesos de cargas ou muitas horas de atividades agachados, por exemplo: paraquedistas, saltadores (basquete, vôlei e ginasta), carregadores ou transportadores, danificam as cartilagens, reduzindo ou diminuindo a fenda articular e lesionando as superfícies ósseas com aparecimento de cistos subcondrais.

Neuropatias

São extremamente raras na **LER/DORT** no membro inferior, em geral, por acidentes que lesionam o nervo, em virtude da hipertrofia do músculo gastrocnêmio medial fazendo compressão neurovascular. Há citações de alteração do nervo fibular por alteração do músculo bíceps femoral originando paralisia ou déficit anterolateral na perna e na região dorsal do pé.

Corpos estranhos

As alterações observadas são vistas no nível da pele, na derme ou na hipoderme, em músculos, articulações e para-articulares. Aparecem acidentalmente em traumas, escorregões, esbarrões ou outras citações com penetração nas partes moles do corpo estranho, fragmentos de madeira, vidro, plástico, ferro, lâmina, espinho ou outras origens. Existem também as complicações pós-operatórias como fraturas de placas, deslocamento de parafusos, avulsões ósseas e outros, em procedimentos ortopédicos que funcionam como corpos estranhos, causando rupturas tendíneas, ligamentares, musculares, meniscais e de retináculos, ou sinovites, derrames articulares, tenossinovites, tendinoses ou tendinopatias, bursites, miosites, abscessos e celulites.

A maioria dos corpos estranhos é radiotransparente e bem identificada pela **US** como imagem hiperecoica, e facilmente demonstram-se as reações inflamatórias ou infecções, coleções abscedadas com ou sem fistulização e granulomas ou tecido necrótico. O estudo com **Doppler colorido** demonstra a existência de hiperemia resultante de atividades infecciosas ou inflamatórias.

☐ TORNOZELO/PÉ

Existem alterações que afetam somente o tornozelo, outras são do retropé com reflexo para o tornozelo, também há lesões do antepé isoladas, e algumas atingindo o mediopé e o retropé.

As lesões produzidas por movimentos repetitivos afetam, em geral, os tendões do calcâneo, o extensor e o flexor longo do hálux, os extensores comuns dos dedos, os tibiais anteriores e posteriores, ligamentos, enteses, articulações tibiotalares e fibulotalares. Podemos ter também sinovites, bursites, fasciites e sesamoidites em menores frequências. As rupturas aparecem mais no tendão do calcâneo, tendão fibular breve, tendão tibial posterior e ligamentos fibulotalar anterior, calcaneofibular e tibiotalar medial. As alterações ósseas detectadas são: fraturas ocultas, fraturas de estresses e osteonecroses. Os cistos artrossinoviais (sinovioarticulares), de bainha de tendão ou de peritendão, de tecido celular subcutâneo e para-articulares são comuns, porém os ligamentares, de fáscia plantar e subperiósteos são incomuns. Os nódulos sólidos musculares, de TCSC, para-articulares ou articulares, de tendões ou de bainhas de tendões são achados sem relação com microtraumas repetitivos.

Os dados clínicos geralmente são: dores, edema, aumento volumétrico, restrição de flexão ou de extensão com limitação e dificuldade para deambular.

Os danos causados por atividades desportivas por lazer, físicas, profissionais (futebol, basquete, vôlei, tênis, dançarinos, bailarinos, nadadores, ginastas, saltadores etc.) ou repetitivos ocupacionais (lavradores, ladrilheiros, carregadores, corredores, militares, seguranças, motoristas etc.), principalmente as com impactos devem ser logo investigadas com **US** e **RX**, para rápido diagnóstico e orientação do tratamento, e isto deveria ocorrer em pelo menos 87 a 95% dos casos e entre 24 a 72 horas. Poucos pacientes são encaminhados para a **TC** ou para a **RM** por dificuldades de acesso e custo maior, uma vez que é fácil tendo um especialista fazer os diagnósticos pela **US**.

Os tratamentos variam em função do diagnóstico desde fisioterapias, anti-inflamatórios, antibióticos, relaxantes musculares, corticoterapias, imobilizadores, suturas a cirurgias.

Lesões de microtraumas repetitivos dos tornozelos e pés podem estar relacionadas com atividades físicas profissionais como já citamos ou por sobrecargas de trabalhos em motoristas, paraquedistas, pedreiros, agricultores, entregadores andarilhos, dançarinos e profissionais de atividades físicas.

Apresentam dores, inchaços, limitações de extensão ou flexão ou de rotação, nódulos palpáveis, hematomas, dificuldades para andar, principalmente de apoio do pé. Mais uma vez o diagnóstico rápido com a **US** facilita a escolha do tratamento com solução imediata. Muitas das vezes, na fase crônica, são complementados com medicamentos, fisioterapias, imobilizadores ou acupuntura.

Derrames articulares ou sinovites

No **derrame articular**, há líquido em recesso articular detectado pela **US** como anecoico ou hipoecoico quando há debris, significando inflamação ativa nos microtraumas repetitivos. Na **sinovite**, existe proliferação ou hipertrofia sinovial com espessamento ecoico ou hiperecoico achado pela **US**. Ao **Doppler colorido** existem fluxos aumentados nos derrames articulares como nas sinovites (Figs. 5-30 a 5-32).

Tendinopatias/tendinoses

Causam dores a dorsiflexão, extensão ou eversão do pé, edemas, restrições ou dificuldades de movimentos. Podem ser agudas ou crônicas por sobrecargas excessivas, saltos, impactos, torções ou traumas diretos e jornadas prolongadas. Os achados são mais comuns no tendão calcâneo, fibulares, tibial posterior, flexor ou

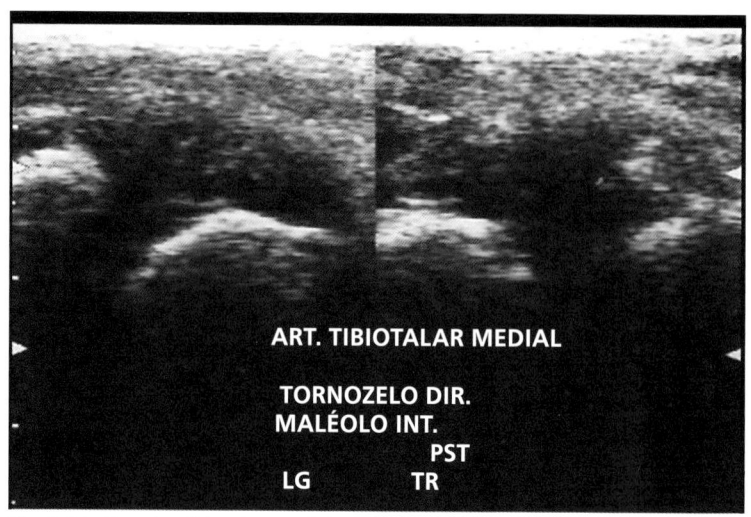

Fig. 5-30. Sinovite tibiotalar medial posterior no tornozelo direito. Líquido anecoico deslocando a sinóvia com integridade ligamentar.

extensor do hálux e extensores comuns dos dedos. As tendinopatias ou tendinoses podem ser focais, difusas ou insercionais, quadro este mais encontrado no tendão calcâneo, nos extensores comuns dos dedos e flexores, e extensores do hálux (estas nas bailarinas). Acometem mais as mulheres na faixa etária de 30 a 55 anos.

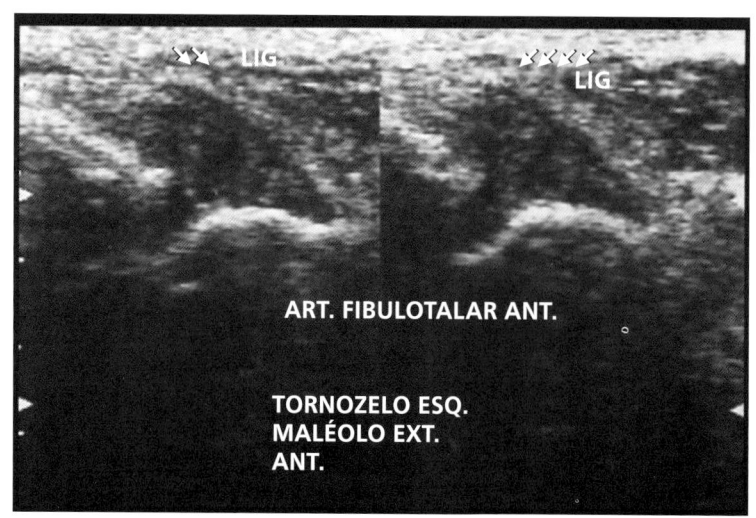

Fig. 5-31. Sinovite fibulotalar anterior do tornozelo esquerdo. Pequena quantidade de líquido com elementos flutuantes no espaço articular com ligamento preservado.

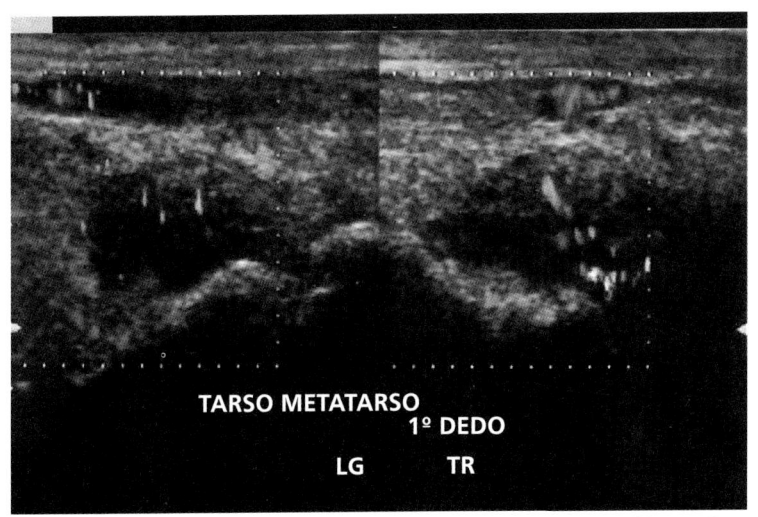

Fig. 5-32. Sinovite tarsometatarsiana anterior do hálux direito com hiperemia no Doppler colorido. Pequena quantidade de líquido espesso (hipoecoico) articular com fluxo vascular moderado adjacente. (Ver *Prancha em Cores*.)

Na US, há espessamento e hipoecogenicidade focal ou difuso com perda parcial do padrão fibrilar do tendão, às vezes é fusiforme particularmente o tendão do calcâneo na fase aguda. E apresentam hiperfluxo vascular periférico ou central, ou ambos no **Doppler colorido**.

As desinserções miotendíneas do tendão calcâneo no terço médio da panturrilha também devem ser citadas, lembrando que a ruptura do gastrocnêmio é o diagnóstico diferencial principal.

Na US, é observado na fase crônica menores espessamentos, pouca definição de contornos, textura ecogênica ou hiperecogênica heterogênea por fibroses ou calcificações. O **Doppler colorido** mostra fluxo pouco aumentado.

A tendinopatia insercional no calcâneo ocorre mais nos praticantes de atividades físicas constantes profissionais ou não, certos tipos de trabalhos que excedem cargas horárias ou de pesos, incluindo saltos e pulos, subidas e descidas de escadas, botas e sapatos apertados, saltos altos e calçados rasteirinhos. Aparecem sinais de líquido no paratendão e em enteses por inflamação que no **Doppler colorido** tem hiperfluxo ou surge nova vascularização em região cicatricial.

Podem estar em jogadores profissionais ou por prazer no tênis, basquete, vôlei e futebol, dançarinos, ginastas, motoristas, militares e entregadores.

O diagnóstico diferencial deve ser feito com traumatismos, doenças reumáticas (artrite reumatoide, psoríase, espondiloartropatias soronegativas, síndrome de Reiter), diabetes, insuficiência renal crônica, doenças de depósitos por microcristais e hidroxiapatita (Figs. 5-33 e 5-34).

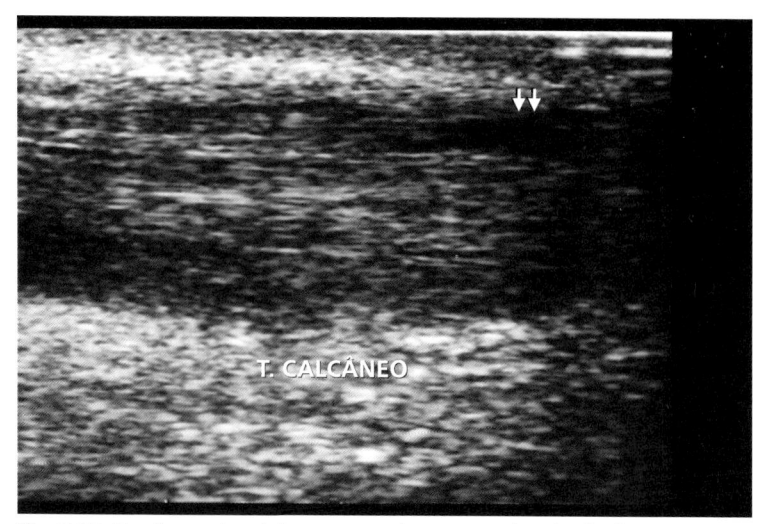

Fig. 5-33. Tendinose do calcâneo esquerdo em corte longitudinal. Grande espessamento com hipoecogenicidade no terço distal.

Paratendinites

Há relato de dores e aumento de volume ou leve nodulosidade e são encontradas, geralmente, no tendão de Aquiles (tendão calcânco) isolada infrequentemente, ou associadas a tendinoses ou tendinopatias. Existe na **US** espessamento do paratendão com líquido anecoico ou hipoecoico, que no **Doppler colorido** mostra hipere-

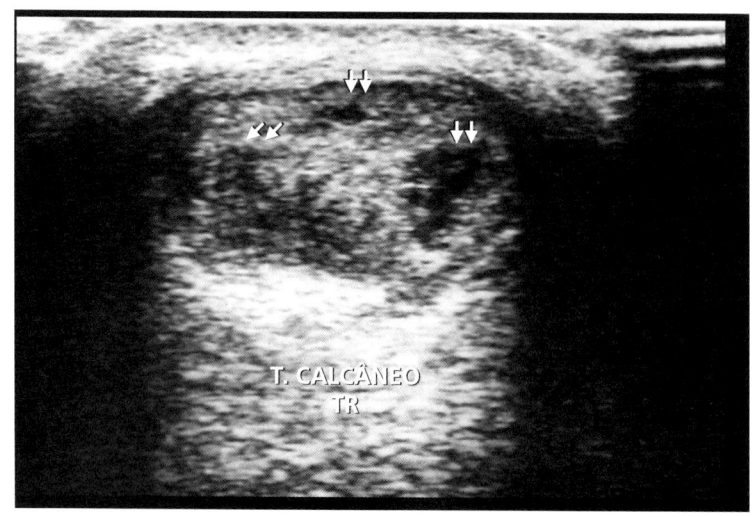

Fig. 5-34. Tendinose do calcâneo em corte transverso. Grande espessamento com hipoecogenicidade com pontos de descontinuidades da fibra tendínea.

mia vascular. Aparecem em corredores, saltadores, motoristas, dançarinos, professores de atividades físicas e profissionais de basquete, vôlei, tênis, futebol de salão em quadra ou em areia e outros (Figs. 5-35 e 5-36).

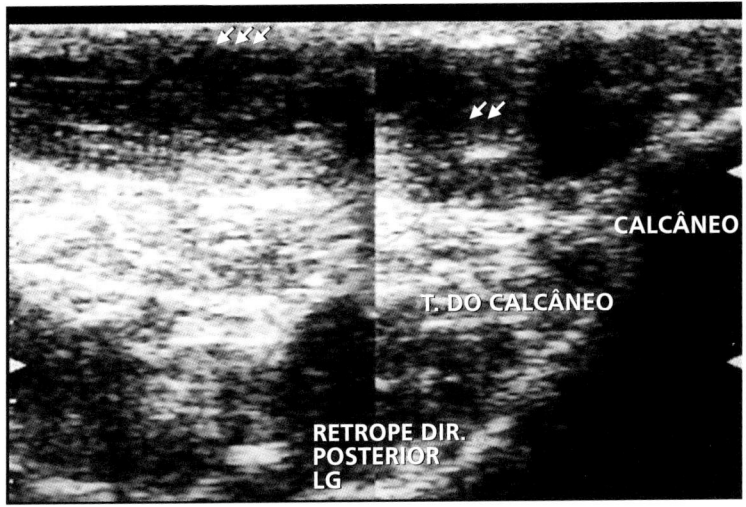

Fig. 5-35. Paratendinite do calcâneo com calcificações em pequenas rupturas antigas no terço distal. Espessamento com líquido no paratendão em corredor de maratonas.

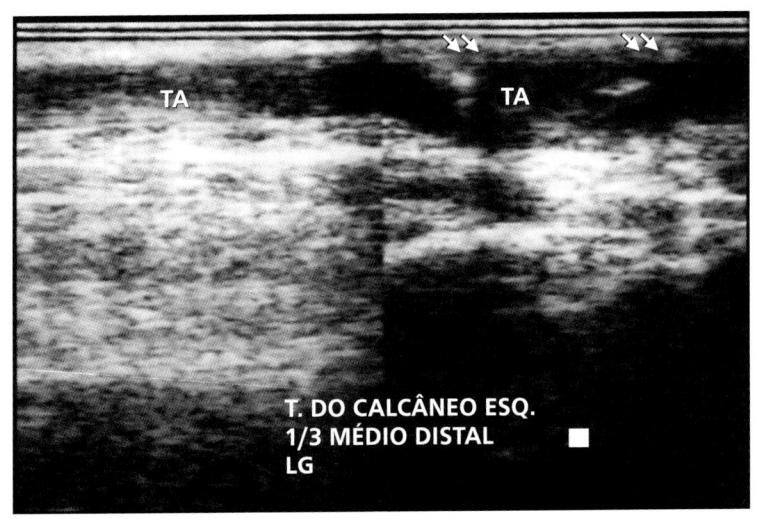

Fig. 5-36. Paratendinite do calcâneo esquerdo. Pequeno espessamento com líquido no paratendão por microtraumas repetitivos (motorista).

Entesopatias

As queixas são de dores com aumento volumétrico no tendão distal e estão mais presentes no tendão do calcâneo junto à cortical posterior do calcâneo sob a forma aguda com edema expresso na US como espessamento e hipoecogenicidade focal. A calcificação ou ossificação (entesofito) da forma antiga ou crônica aparece na US com hiperecogenicidade variável de tamanho e forma. Encontradas, também, em corredores, jogadores profissionais ou por lazer de tênis, futebol, basquete, vôlei, saltadores, corredores, paraquedistas, usuários de botas apertadas e duras por tempo prolongado em qualquer profissão.

Peritendinites ou tenossinovites

Espessa a bainha do tendão com líquido, e, às vezes, causa má definição dos contornos, na US. Em geral, acomete os tendões fibulares longo e breve, tibial posterior, flexor e extensor longo do hálux. Aparecem com quadro de dores e inchaços locais, após esforços ou traumas diretos em exercícios físicos em trabalhos, ou esportes profissionais e podem apresentar hiperfluxo no **Doppler colorido** (Fig. 5-37).

Rupturas

- *Tendíneas:* o tendão calcâneo, fibulares, tibial posterior, extensores comuns dos dedos e flexor do hálux são os mais atingidos. Em microtraumas repetitivos por atividades físicas, saltos, laborais ou por lazer. Causam dores, edemas, hematomas, limitações de certos movimentos, dificuldade para andar. As rup-

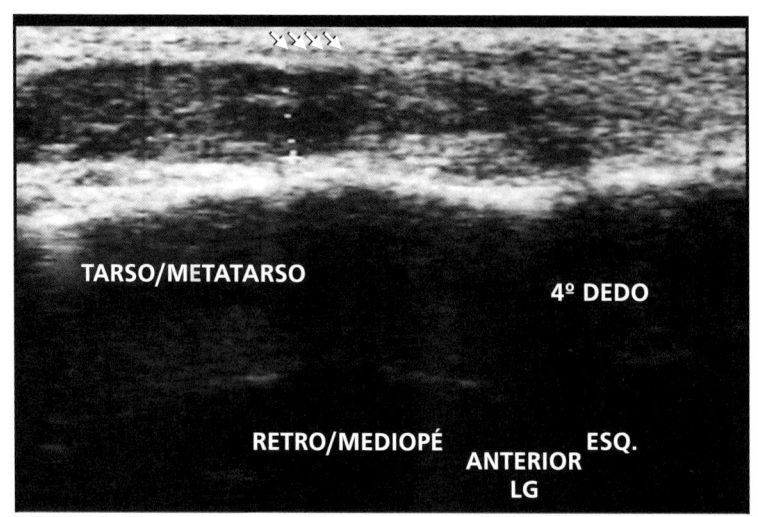

Fig. 5-37. Tenossinovite do extensor do 4º pododáctilo no retro e mediopé esquerdo. Espessamento com aspecto anecoico na bainha por líquido nas regiões do tarso e metatarso do 4º dedo.

turas podem ser parciais com descontinuidade, hipoecogenicidade, hiperfluxo no **Doppler** colorido ou afilamento por redução focal da espessura com aspecto anecoico e hiperemia. Nas rupturas completas, há um *gap* ou falha na fibra tendínea, com encurtamento por retração. Pode haver alterações predisponente que favorece as rupturas: diabetes, gota, hipotireoidismo, hipercolesterolemia, doenças reumáticas, autoimunes, insuficiência renal crônica, depósitos de microcristais ou outras.

No tendão do calcâneo, a ruptura parcial é a mais comum e, no terço distal, as avulsões miotendíneas na parte superior ao nível do solear e as desinserções de enteses no calcâneo são pouco menos frequentes (Figs. 5-33 a 5-35 e 5-38).

- *Musculares:* as lesões musculares dos tibiais anteriores ou posteriores e dos fibulares longo ou breve são as mais referidas nas rupturas parciais e extremamente raros nas totais. A **US** mostra a descontinuidade, localiza, mostra a extensão, o hematoma, a fragmentação, o edema das estruturas vizinhas, orientando o melhor tipo de tratamento para cada lesão. Algumas vezes, na ruptura, há envolvimento da fáscia aponeurótica com redução da espessura e da ecogenicidade. É mais observado nos traumas diretos, impactos, quedas e grandes extensões nos atletas profissionais, militares, professores de atividades físicas, de danças, bailarinos ou dançarinos.
- *Tecido celular subcutâneo:* pode também ser afetado isoladamente, com alteração aponeurótica ou miotendínea. Na **US**, apresenta espessamento, ecogeni-

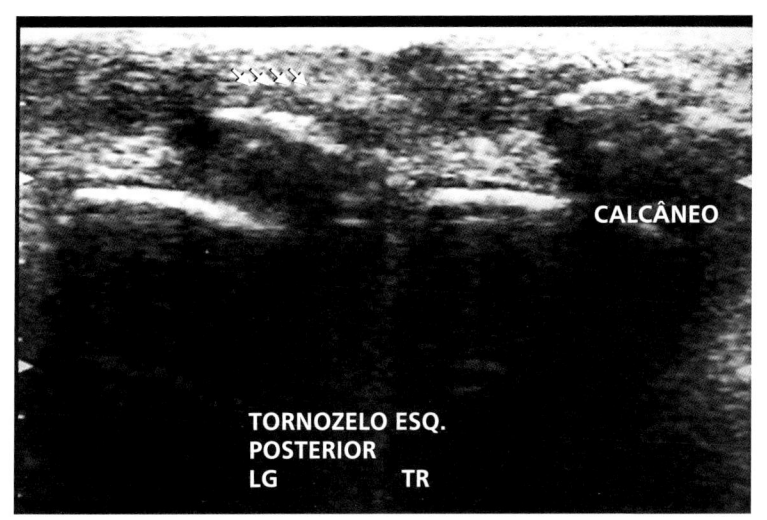

Fig. 5-38. Calcificação extensa no tendão calcâneo em ruptura antiga mostrando imagem curva hiperecoica e sombra posterior no terço distal ao nível do calcâneo.

cidade aumentada inicialmente, heterogenicidade e áreas anecoicas ou hipoecoicas na região da ruptura.
- *Ligamentares:* o mais lesionado é o ligamento fibulotalar anterior por ser o mais fraco, depois calcâneofibular e mais raramente fibulotalar posterior. São parciais ou completas, agudas ou crônicas. Na **US**, mostra edema (hipoecogenicidade) com espessamento e descontinuidade na fase aguda com melhora rápida em 10 a 30 dias. Na fase crônica, tem interrupção total do ligamento ou quase completa com preenchimento por líquido (hematoma), tecido fibrótico cicatricial ou calcificação, bem mais tarde. Nestes últimos, pode restaurar entre 5 a 8 semanas. O quadro clínico varia em função da extensão da lesão desde dores moderadas com leves inchaços a grandes edemas, intensas dores e limitação para pisar ou andar.
- *Retináculos:* são lesões que ocorrem muito raramente, mais em acidentes automobilísticos ou de motos, ou por cortes, do que por impactos, em saltos, choques, quedas por atividades físicas profissionais ou outro tipo de **LER/DORT**. Apresentam dores intensas com edemas, limitações, dificuldades de pisar. Na **US**, pode demonstrar o local da lesão por edema do TCSC, da camada muscular e a hipoecogenicidade e descontinuidade no retináculo, às vezes pequena quantidade de líquido ou coleção local. Os retináculos anteriores, fibulares superiores e inferiores e deltoides são os afetados, e é valido lembrar que podem causar luxação ou subluxação de tendões, em geral os fibulares.

Bursites

As bursites são agudas ou crônicas, e são líquidos encontrados em espaços virtuais ocasionadas por inflamações oriundas de lesões por estímulos repetitivos, em geral mais retrocalcâneas que subaquilianas (retroaquilianas). No quadro clínico, aparecem dores com inchaço de camadas musculares ou do TCSC. Há descrição de bursites intermetatarsianas plantares e distais, que também são possíveis de serem detectadas. A maioria dos casos está relacionada com saltos, impactos, trauma diretos, sobrecargas ou sobrepesos. É importante a aplicação do **Doppler colorido** na pesquisa de fluxo vascular periférico nas doenças com atividade de inflamação (Figs. 5-39 e 5-40).

Nódulos sólidos ou císticos ou pseudonódulos

Os nódulos sólidos são achados sem relação com a **LER/DORT**, que devemos avaliar porque é muito relatado pelo cliente. As principais lesões estão em maléolo externo e dorso ou planta do pé. São assintomáticas e com crescimento lento. Na **US**, nas lesões benignas temos imagens hipoecoicas, ecoicas e hiperecoicas circunscritas e localizadas mais em fáscia plantar, TCSC ou músculo, do que em tendão, bainha de tendão, para-articular ou em nervo. No **Doppler colorido**, quase

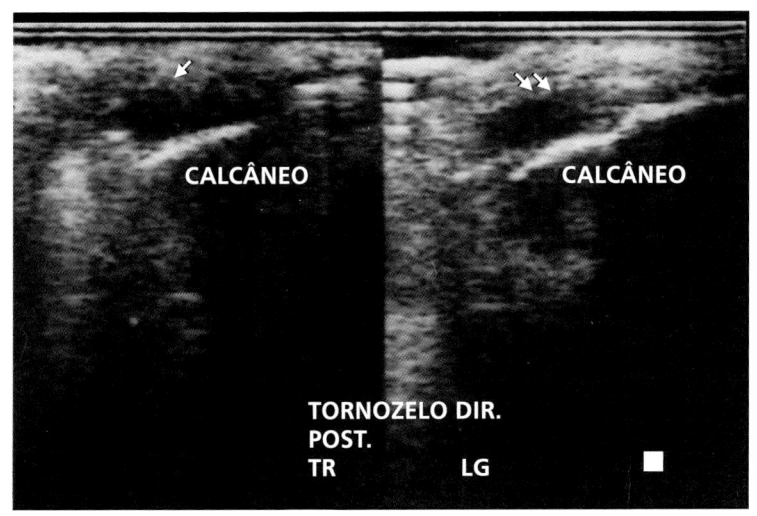

Fig. 5-39. Bursite subaquiliana direita. Pequena quantidade de liquido (anecoico) abaixo do tendão do calcâneo.

sempre são avasculares. Em geral, são lipomas, fibromas, neuromas, tumor de células gigantes e neurofibromas. O xantoma é encontrado no tendão do calcâneo, quase sempre com hipercolesterolemia familial, sendo visto no terço distal, bem delimitado isoecoico ou ecoico, e bem delimitado na US. As lesões malignas na US podem ser hipoecoicas, ecoicas, homogêneas, heterogêneas ou mistas, limites

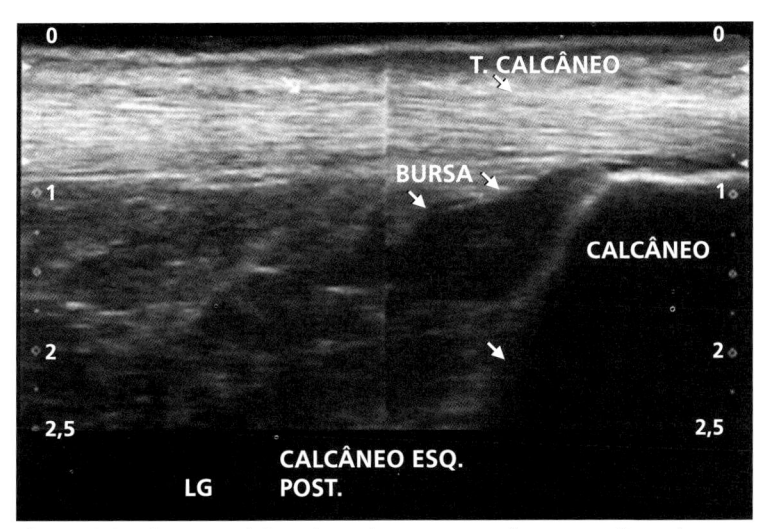

Fig. 5-40. Bursite retrocalcânea (a paciente usava muito sapato alto andava muito e dirigia muito). Apresentando sempre dores e inchaço no tornozelo esquerdo. Moderada quantidade de líquido retrocalcâneo.

maldefinidos, sombra posterior irregular de localizações variáveis como citamos acima. As lesões encontradas são os sarcomas (sinoviossarcomas, neurossarcomas, fibrossarcomas) e o melanoma. No **Doppler colorido**, apresentam fluxos irregulares, com neovasos, mais centrais que periféricos.

As lesões císticas ou cistos gangliônicos, sinoviais ou mucoides, afetam bainhas de tendões, para-articulares ou articulares, fáscia plantar, músculos e de derme ou hipoderme. Na **US**, são áreas anecoicas ou hipoecoicas ou com conteúdo espesso ou vegetante, por vezes com calcificações internas ou periféricas. Ao **Doppler colorido** podem ser avasculares ou com pequenos fluxos.

Os pseudonódulos aparecem em pós-operatórios por fibroses ou calcificações, em processo granulomatoso ou fibrótico cicatricial de rupturas parciais de tendões, ligamentos, retináculos, músculos e TCSC. Ainda as lesões abscedadas ou granulomatosas de corpos estranhos devem ser referidas. Na **US**, apresentam-se como hipoecoicas, homogêneas, heterogêneas ou mistas, de limites pouco ou maldefinidos. Ao **Doppler colorido**, pode ter pequeno a médio fluxo vascular. O neuroma de Morton é uma fibrose perineural oriunda de microtraumas repetitivos no nível do metatarso distal ou intermetatarsiano no 3º e 4º dedos são os mais frequentes e em mulheres entre 35 e 55 anos. Causam dores, queimações e, às vezes, são palpáveis. Tratáveis com fisioterapias, palmilhas, faixas metatarsianas ou cirurgias (Figs. 5-41 a 5-43).

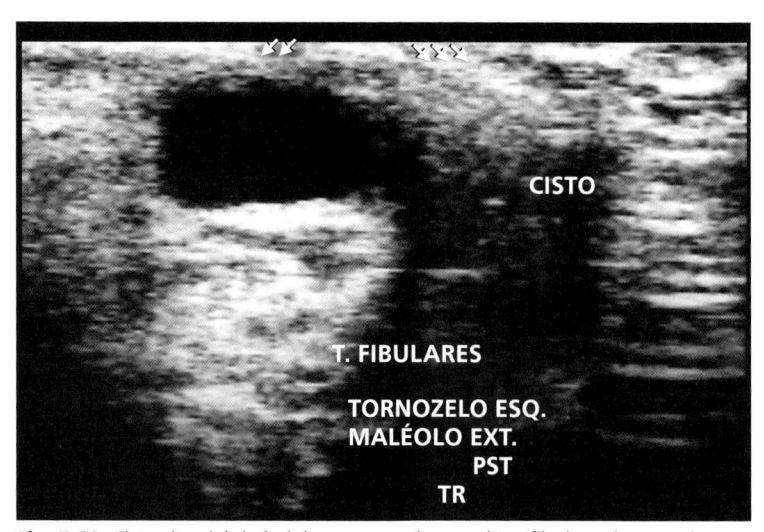

Fig. 5-41. Cisto sinovial de bainha comum dos tendões fibulares longo e breve no tornozelo esquerdo. Área anecoica de paredes finas e regulares com grande sombra posterior.

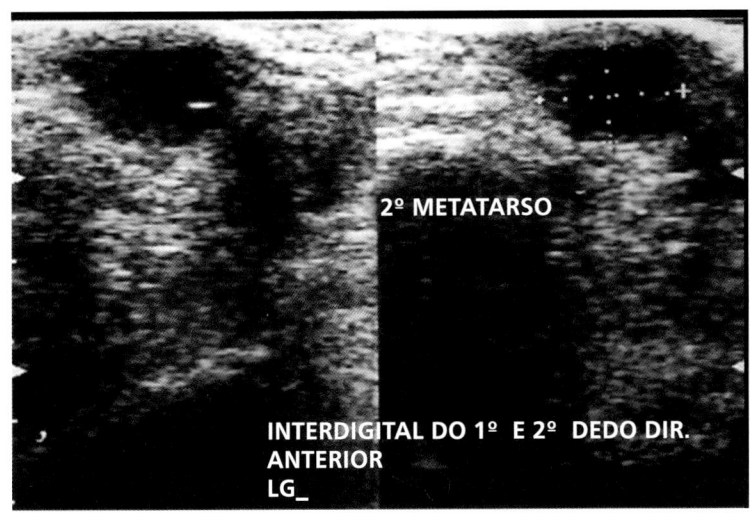

Fig. 5-42. Cisto sinovial no 2º metatarso da bainha do extensor do 2º pododáctilo direito. Imagem anecoica de paredes finas e regulares com leve sombra posterior no mediopé.

Luxações, subluxações articulares ou de tendões

As articulares são de origens traumáticas, degenerativas ou iatrogênicas. Podem ocorrer secundárias a tipos de calçados usados por longo tempo, por acidentes no trabalho ou no deslocamento para o serviço, mas não estão diretamente relacio-

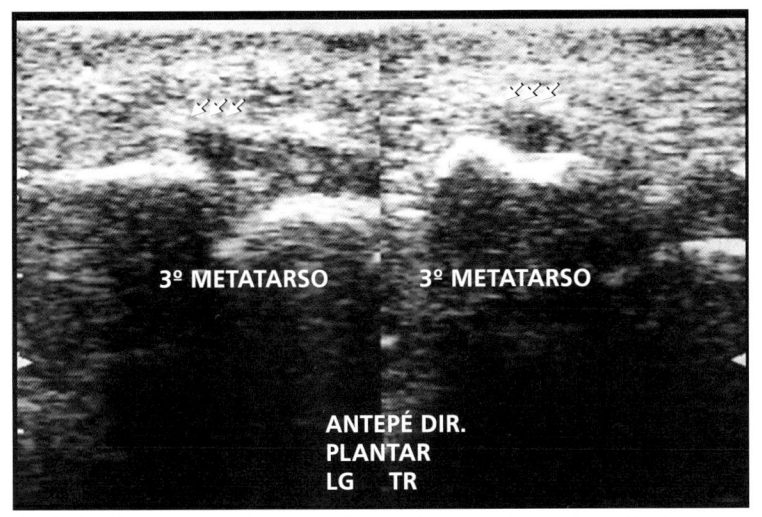

Fig. 5-43. Neuroma de Morton no 3º metatarso distal no antepé direito. Área hipoecoica circunscrita nas partes moles da camada muscular plantar profunda do 3° metatarsiano.

nados com a **LER**. A **US** demonstra desvios parciais ou completos articulares associados a derrames articulares, sinovites, tenossinovites e tendinopatias. As lesões tendíneas de luxações ou subluxações estão relacionadas com frouxidões, ruptura de retináculos fibulares superiores ou inferiores e deltoide, causando alterações no tendão fibular breve e longo, quase sempre pós-fraturas da fíbula. A luxação ou subluxação do tibial posterior ainda é menos achada por microtrauma repetitivo, mais vista em indivíduos acima de peso que praticam atividades físicas ou mesmo sedentários e geralmente do sexo feminino. Observadas na **US** pelo estudo estático e dinâmico mostrando o desvio do tendão e suas complicações com tendinoses, fissuras tendíneas, peritendinites e rupturas parciais ou completas dos retináculos, ou dos tendões com hipoecogenicidade, sinovite maleolares lateral ou medial.

Lesões ósseas

Devem ser mencionadas, pois podem ser encontradas em atividades com microtraumas repetitivos ou acidentes em trabalho ou na locomoção para o serviço. As principais alterações são: fraturas em geral, ocultas ou de estresse, osteonecroses, osteofitoses, sesamoidites e doença de Haglung (Fig. 5-44).

Fraturas ocultas ou por estresse

As fraturas ocultas são bem identificadas na **US** com descontinuidade ou fragmentação na cortical óssea, edema (ecogênico ou hipoecogênico), hematoma (anecoico ou hipoecoico) adjacentes, e sem expressão nas radiografias. Ocorre no

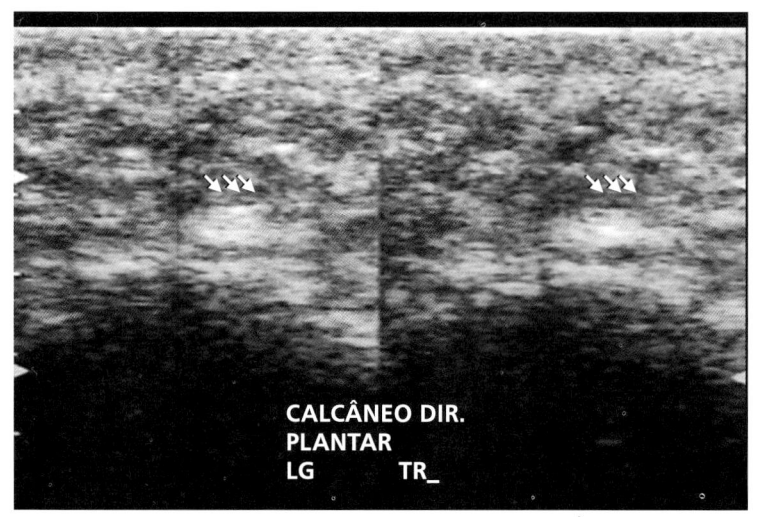

Fig. 5-44. Esporão calcâneo plantar direito sem inflamação. Área arredondada hiperecoica na face plantar do calcâneo sem coleção.

cuboide, calcâneo, tálus e, mais frequentemente, na base do 5º metatarsiano. As fraturas por estresse ou de fadigas são detectadas no 4º ou 5º metatarsianos, mais nas diáfises, estando relacionadas com lesões repetitivas ou sobrecargas, relatadas em militares, jogadores de futebol, basquete, vôlei, corredores, ginastas, balé e outros. Na **US**, aparece solução de descontinuidade, levantamento perióstico ou periostite, edema de partes moles na proximidade, na fase aguda. Depois começa aparecer formação de calo ósseo hipoecoico e, finalmente, ecoico para hiperecoico na fase final.

Osteonecrose avascular de Freiberg

As isquemias com necrose de ossos do pé vistas por traumas diretos em acidentes ou microtraumas repetitivos intensos e de longas horas, no dia a dia de trabalho, é descrita na cabeça do 2º metatarsiano e passa desapercebido por longo tempo, agravando o caso. A clínica é de dores leves, incômodos e sem aumento de volume local deixando de procurar recursos. Somente quando intensificam as dores e surge edema, depois que limitam para andar é que vão fazer **radiografias** e, às vezes **ecografias**. Na **US**, aparecem irregularidades dos contornos e alteração heterogênea da cabeça do 2º metatarso, edema muscular e do TCSC com aumento de volume na região.

Osteofitoses

Lesões incomuns que podem ser identificadas em calcâneo, tálus metatarsos e falanges por impactos, traumas diretos ou microtraumas repetitivos que causam degenerações, encontradas nos que praticam atividades como futebol, basquete, vôlei, tênis, danças e militares.

Sesamoidites

Os ossos acessórios descritos no pé no nível da articulação metatarsofalangiana do 1º pododáctilo. No atrito com o calçado ou por excesso de movimentos repetitivos, podem desenvolver inflamações, originando dores, inchaços, dificuldades para calçar e de andar. A **US** mostra área anecoica ou hipoecoica em volta do sesamoide com aumento de volume e da ecogenicidade das partes moles circundantes.

Doença de Haglung

É uma hipertrofia posterossuperior do calcâneo por atrito constante de sapato ou bota, causando dores e edema local, que pode ser observada pelas radiografias juntamente com a **US**. Na **US**, se vê o aumento na cortical posterossuperior do calcâneo com aumento da espessura e da densidade das partes moles (músculos e TCSC).

Artropatias

Artropatias por **LER/DORT** são pouco frequentes. Ocorrem mais pós-trauma ou pós-cirúrgicas em acidentes do que por microtrauma repetitivo, nas articulações tibiotalares, talocalcâneas, calcaneocuboides e metatarsofalangianas, interfalangianas. Surge em processos crônicos ou tardiamente. Na **US**, há redução da fenda articular, irregularidades da cortical óssea com alteração da ecodensidade, por vezes corpos livres. Na fase inicial, há líquido articular ou derrame, sinovite, edema para-articular e das camadas musculares. Ao **Doppler colorido** aparece hiperfluxo de leve a moderado, periférico e/ou central por processo inflamatório.

Fáscia plantar

Se estende na região central do 2º ao 4º metatarsos distais, medial para o 1º metatarso distal e lateral para o 5º metatarso distal. Podemos diagnosticar inflamações por microtraumas repetitivos, rupturas parciais ou amplas e lesões císticas. As nodulares sólidas ou fibromatose de Ledderhose não fazem parte da **LER/DORT**. Na **US**, a fasciite espessa (+ 5 mm) e produz hipoecogenicidade e indefinição dos contornos da fáscia plantar causando dores, limitação para apoiar os pés e dificuldades para andar. As rupturas são acidentais ou de grandes impactos mecânicos por saltos muito altos ou quedas (vôlei, basquete, *squash*, danças, saltos olímpicos ou militares e paraquedistas.). Os cistos, em geral, são assintomáticos e, quando inflamados ou complexos, resultam em achados clínicos (Fig. 5-45).

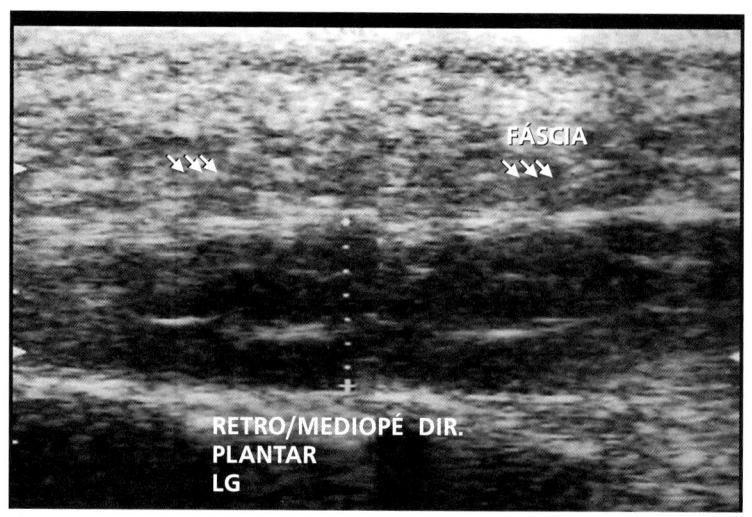

Fig. 5-45. Fasciite plantar do retro ao mediopé direito. Espessamento com hipoecogenicidade da fáscia plantar.

Corpos estranhos

Ocorrem mais nas faces plantares dos pés, mas podem estar em qualquer outra parte dos pés ou tornozelos. As atividades que são mais incidentes são: agricultores, plantadores, ferreiros, vidraceiros, carpinteiros, ladrilheiros, pedreiros e outros. Dentre os tipos de corpos estranhos os mais detectados são: espinhos, vidros, agulhas, alfinetes, pedaços de ferros, madeiras ou alumínios, mesmo translúcidos são detectados pela US, como imagens hiperecoicas, que, às vezes, podem ter sombras posteriores e pequena coleção líquida ou halo ecoico por hemorragia, edema ou mínima ou leve coleção inflamatória ou infecciosa. Na evolução, surgem inflamações ou infecções maiores, originando área hipoecoica pela reação tecidual ou abscesso, contendo elementos flutuantes, com ou sem fistulização. Depois podem aparecer os granulomas, e a ultrassonografia observa a reabsorção ou a cicatrização fibrótica. O **Doppler colorido** mostra hiperemia local de leve a intensa (Fig. 5-46).

Síndrome *sinus* tarsal

Pode ter dores na região lateral do pé entre o talo e o calcâneo anterolateral. Neste local, existe o feixe neurovascular e gordura, originando cistos, tumores neurais, aneurismas ou pseudoaneurimas, associadas a deformidades do pé por lesão ligamentar lateral, inflamações com sinovites. Podem aparecer pós-traumas diretos em acidentes no trabalho ou trajeto para o serviço. Origina dor lateral, aumento de volume e alterações de sensibilidade. Na US, existe edema de TCSC e de múscu-

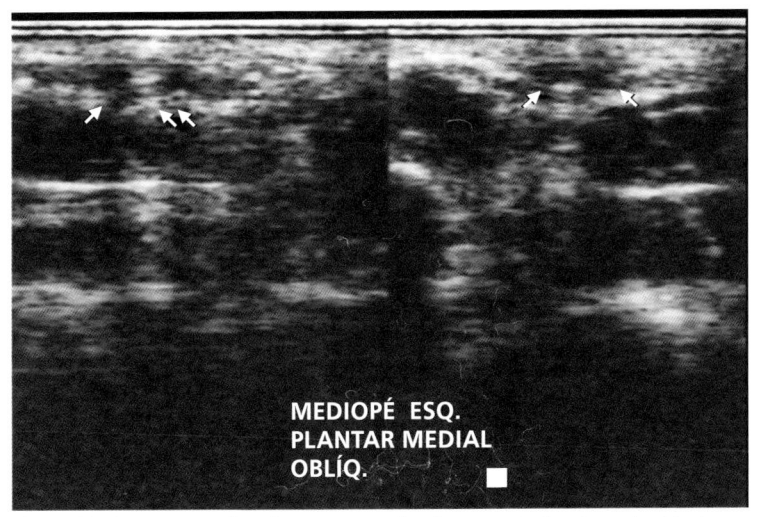

Fig. 5-46. Corpo estranho plantar no mediopé esquerdo (pedaço de vidro). Imagem ecogênica com pequena sombra posterior e halo anecoico rodeado por coleção líquida inflamatória.

los, ruptura ligamentar parcial com hipoecogenicidade e espessamento, ruptura completa com descontinuidade e retração ligamentar com imagem anecogênica ou hipoecogênica. Há sinovite, em geral, na articulação fibulotalar anterior pela lesão do ligamento fibulotalar anterior.

Síndrome do túnel do tarso

Abaixo do maléolo medial existe um canal osteofibroso, causa dores em queimações da região medial para a planta do pé, e parestesias e dificuldades para andar. Relacionada com fraturas, estiramento do ligamento deltoide e compressão ou alongamento do nervo tibial posterior. Também existem lesões que ocupam o espaço do túnel do tarso: cistos, lipoma, schwanoma, varizes, tenossinovite etc. A **US** pode mostrar nódulo sólido ou cístico, varizes ou tenossinovite. O **Doppler colorido** complementa o estudo caracterizando os nódulos, detectando varizes e identificando hiperemia em tenossinovite definindo inflamação em atividade de doença. Quando tem fratura também, a **US** detecta se há estiramento ou ruptura do ligamento deltoide e aparece edema muscular, do TCSC, e hipoecogenicidade do ligamento com interrupção parcial ou completa.

☐ BIBLIOGRAFIA

Astrom M, Gentz CF, Nilsson P et al. Imaging in chronic achilles tendinopathy – A comparison of ultrasonography, magnetic resonance imagin an surgical findings in 27 histologically verified cases. *Skeletal Radiol* 1996;25:615-20.

Banerjee B, Das RK. Sonographic detection of foreign bodies of the extremities. *Br J Radiol* 1991;64:647-48.

Benhamou PH, Chevrot A, Dupont AM et al. Apport de l´imagerie dans le syndrome de Morton. *Podologie* 1991;31-36.

Bluth E, Arger PH, Benson CB et al. *Ultrasound: a practical approach do clinical problems.* New York: Thieme, 1999. p. 676.

Bonzani PJ, Durham NC, Millernder L et al. Factors prolonging disability in work-related cumulative trauma disorders. *J Hand Surg* 1997;22A:30-34.

Brasseur JL, Tardieu M. *Ultrassonografia do aparelho locomotor.* Rio de Janeiro: Médica e Científica, 2004. p. 216.

Breidahl WH, Newman JS, Taljanovic MS et al. Power Doppler sonography in the assessment of musculoskeletal fluids collections. *AJR* 1996;166:1443-46.

Fessel DP, Vanderschueren GM, Jacobson JA et al. US of ankle: techinique. anatomy, and diagnosis of pathologic conditions. *Radiographics* 1998;18:325-40.

Gibbon WW, Long G. Ultrasound of the plantar aponeurosis (fáscia). *Skeletal Radiol* 1999;28(1):21-26.

Gomes MJ. *Atlas comentado de ultrassonografia músculo esquelética.* Rio de Janeiro: Revinter, 2004. p. 476.

Holsbeeck MTV, Introcaso JH. *Musculoskeletal ultrasound.* 2. ed. ST Louis USA: Mosby, 2001. p. 648.

Jones DC, James SL. Overuse injuries of the lower extremity: shin splints, iliotibial, band friction syndrome, and exertional compartment syndromes. *Clin Sports Med* 1987;6(2):273-90.

Kalebo P, Allenmark C, Peterson L *et al.* Diagnostic value of ultrasonography of the Achilles tendon. *Am J Sports Med* 1992;20:378-81.

Littlejohn GO. Repetitive strain syndrome. In John H, Klippel & Paul A. *Dieppe textebook of rheumatology.* London: Mosby, Year Book Europe, 1994. 5.17.1-5.17.4.

Newman JS, Adler RS, Bude RO *et al.* Detection of soft-tissue hiperemia - value of power Doppler sonography. *AJR* 1994;163:385-89.

Oliveira CR. Lesões por esforços repetitivos (LER). *Rev Bras Saúde Ocup* 1991;19:59-85.

Rolf C, Guntner P, Ericsater J *et al.* Plantar rupture: diagnosis and treatment. *J Foot Ankle Surg* 1997;36:112-14.

Sans N, Lapègue F. *Ultrassonografia musculoesquelética.* Rio de Janeiro: Revinter, 2012. p. 290.

Sernik RA, Giovanni G. *Ultrassonografia sistema músculo-esquelético.* São Paulo: Sarvier, 1999. p. 240.

Solbiati L, Rizzatto G. *Ultrasound of superficial structures. High frequencies, Doppler and intervencial procedures.* London: Churchill Livingstone, 1995. p. 416.

Van Holsbeeck M, Powell A. Ankle and foot. In: Fornage B. *Musculoskeletal ultrasound.* New York: Churchill Livingstone, 1995. p. 221-37.

Van Mieghem IM, Boet AQ, Sciot R *et al.* Ischiogluteal bursitis: an uncommon type of bursitis. *Skeletal Radiol* 2004;33:413-16.

CAPÍTULO 6
Material e Métodos – Estudo de 316 Casos em Membros Superiores

Neste capítulo, vamos apresentar um estudo feito com ultrassonografia em pacientes que apresentavam sintomatologia ou clínica de LER/DORT, queixosos há algum tempo ou por longo tempo de dores de leves a intensas, chegando, às vezes, a serem levados para o hospital de emergência. Também eram portadores fisicamente de alterações evidentes de edema, choques, parestesias, limitações ou restrições de movimentos com perda de forças e modificações da caligrafia, sensações de cansaço e peso, queda de objetos espontaneamente, afetando a vida particular e profissional.

Médicos especialistas em sistemas musculoesqueléticos: ortopedistas, reumatologistas, fisiatras, médicos do trabalho e peritos médicos buscaram na **US**, diagnósticos, respostas terapêuticas, controles e acompanhamentos, orientação de escolha de tratamento, elementos que justifiquem o afastamento das atividades ou dados que provassem a hora de retorno ao trabalho.

Os exames de **US** foram realizados por médicos especializados em **US** do Sistema musculoesquelético preparados pela Clínica de Ultra e Rádio, Léa de Freitas, utilizando as rotinas e modelos de laudos padrão da instituição.

Foram utilizados equipamentos de **US** com sondas lineares de alta resolução e alta frequência, de tamanho entre 4 a 6 cm e frequências de 7 a 13 MHz. Também aplicaram, quando necessário, ampliações (ZOOM) e estudos com *power* **Doppler** e/ou **Doppler colorido** para pesquisa de atividade inflamatória da doença.

Realizamos exames ultrassonográficos em 316 casos de clientes com clínica de **DORT** em membros superiores, em um período de 3 meses no ano de 2013.

☐ DADOS ESTATÍSTICOS

Quanto ao sexo, houve predominância no feminino com 184 casos (58,22%). A cor branca predominou com 274 pacientes (86,7%). Com relação à faixa etária, ocorreram mais casos entre 41 e 50 anos com cerca de 158 clientes (50%) (Fig. 6-1).

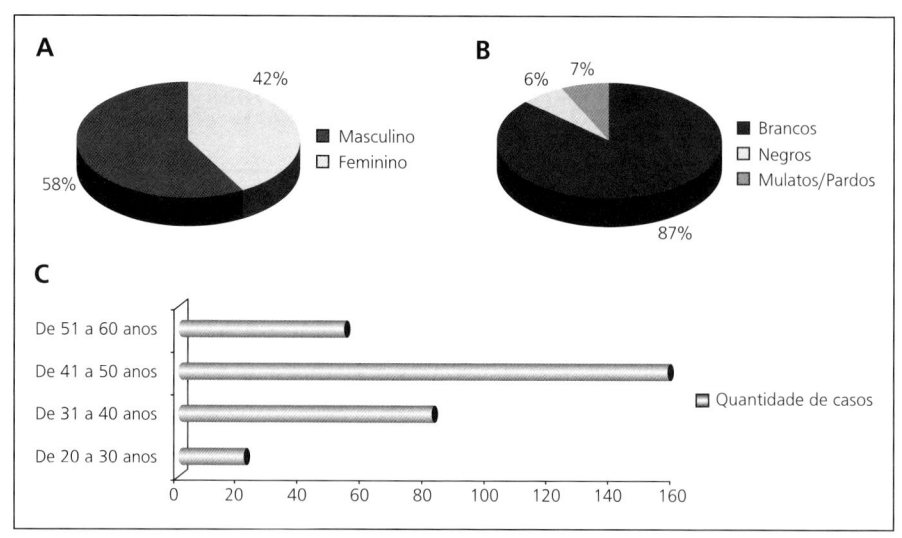

Fig. 6-1. Avaliação quanto ao: (**A**) sexo; (**B**) cor e; (**C**) faixa etária.

- Sexo:
  - *Masculino:* 132 casos (41,77%).
  - *Feminino:* 184 casos (58,22%).
- Cor:
  - *Brancos:* 274 casos (86,70%).
  - *Negros:* 20 casos (6,33%).
  - *Mulatos/pardos:* 22 casos (6,96%).
- Faixa etária:
  - *De 20 a 30 anos:* 22 casos (6,96%).
  - *De 31 a 40 anos:* 82 casos (25,95%).
  - *De 41 a 50 anos:* 158 casos (50%).
  - *De 51 a 60 anos:* 54 casos (17,08%).

Dentre as funções exercidas, foram os bancários os mais acometidos com 219 casos (69,30%), seguidos dos analistas técnicos com 14 casos (4,43%) e professores em 12 indivíduos (3,79%) (Quadro 6-1).

Com relação ao tempo de serviço, descobrimos maior número de lesionados entre 21 a 30 anos com 126 casos (39,87%) e entre 11 a 20 anos tivemos 105 casos (33,22%) (Quadro 6-2).

Quadro 6-1. Acometimento da doença quanto às funções ou profissões

Profissões ou funções	Nº de casos	
	Em quantitativo	Em percentual
Advogado	5	1,58%
Professor	12	3,80%
Médico	4	1,27%
Engenheiro	6	1,90%
Farmacêutico	2	0,63%
Químico	3	0,95%
Psicólogo	6	1,90%
Economista	2	0,63%
Funcionário Público	3	0,95%
Técnico Judiciário	9	2,85%
Técnico Financeiro	5	1,58%
Analista Técnico	14	4,43%
Mecânico	2	0,63%
Administrativo	4	1,27%
Cabeleireiro	3	0,95%
Manicure	2	0,63%
Contador	4	1,27%
Vendedor	3	0,95%
Pintor	2	0,63%
Montador	6	1,90%
Bancário	219	69,30%
TOTAL	316	100%

Fonte: Clínica de Ultrassonografia e Radiologia Profa. Dra. Léa de Freitas Pereira – 2013.

Estiveram licenciados 147 casos (46,51%): + de 3 meses = 30 (9,49%); +2 anos = 44 (13,92%); + de 5 anos = 32 (10,12%); + de 10 anos = 5 (1,58%), e várias vezes por pouco tempo = 36 (11,39%).

A maioria dos trabalhadores era destra = 298 casos (94,30%) e canhoto = 18 (56,96%).

Relato de demitidos: 72 casos (22,78%); de reintegrados: 32 casos (10,12%); ativos: 62 casos (19,62%); aposentados: três casos (0,94%) e licenciados: 47 casos (46,51%).

Quadro 6-2. Acometimento da doença segundo o tempo de serviço

Tempo de Serviço (em anos)	Nº de casos	
	Em quantitativo	Em percentual
0 a 5 anos	13	4,11%
5 a 10 anos	46	14,56%
11 a 20 anos	105	33,23%
21 a 30 anos	126	39,87%
31 a 40 anos	26	8,23%
TOTAL	316	100%

Fonte: Clínica de Ultrassonografia e Radiologia Profa. Dra. Léa de Freitas Pereira – 2013.

O quadro começou no membro superior direito em 125 casos (39,55%) e em 33 casos (10,44%) à esquerda; 158 casos (50%) se tornaram bilaterais, sendo depois de 2 anos em 34 casos (10,75%); + de 5 anos em 66 casos (20,88%); + de 10 anos em 44 casos (13,92%) e + de 15 anos em 14 casos (4,43%).

Quanto aos sintomas de **dores localizadas** nos membros superiores encontramos em 135 casos = 47,72%; intermitentes = 66 (20,88%), contínuas = 47 (14,97%) e alternadas = 22 (6,96%) e **dores difusas** em membros superiores achamos em 181 casos = 57,27%; intermitentes = 83 (26,26%), contínuas = 41 (12,97%) e alternadas = 57 (18,03%); e em membros inferiores apenas 12 casos (3,79%) de relatos associados às alterações de membros superiores.

Haviam outros relatos clínicos que também devem ser valorizados (Fig. 6-2).

O aparecimento do quadro clínico de **DORT** foi maior com mais de 15 anos de trabalho, mostrando 149 indivíduos (47,15%) e em 98 (31,01%) em indivíduos com mais de 10 anos de serviço (Fig. 6-3).

- + *de 2 anos:* 16 casos (5,06%).
- + *de 5 anos:* 53 casos (16,77%).
- + *de 10 anos:* 98 casos (31,01%).
- + *de 15 anos:* 149 casos (47,15%).

☐ REGIÕES MAIS AFETADAS

Com relação ao percentual de acometimentos das regiões envolvidas pelos pacientes, os achados foram: + de 25% = 43 (13,50%); + de 50% =103 (32,59%); + de 75% = 160 (50,63%) e; + de 90% = 10 (3,16%).

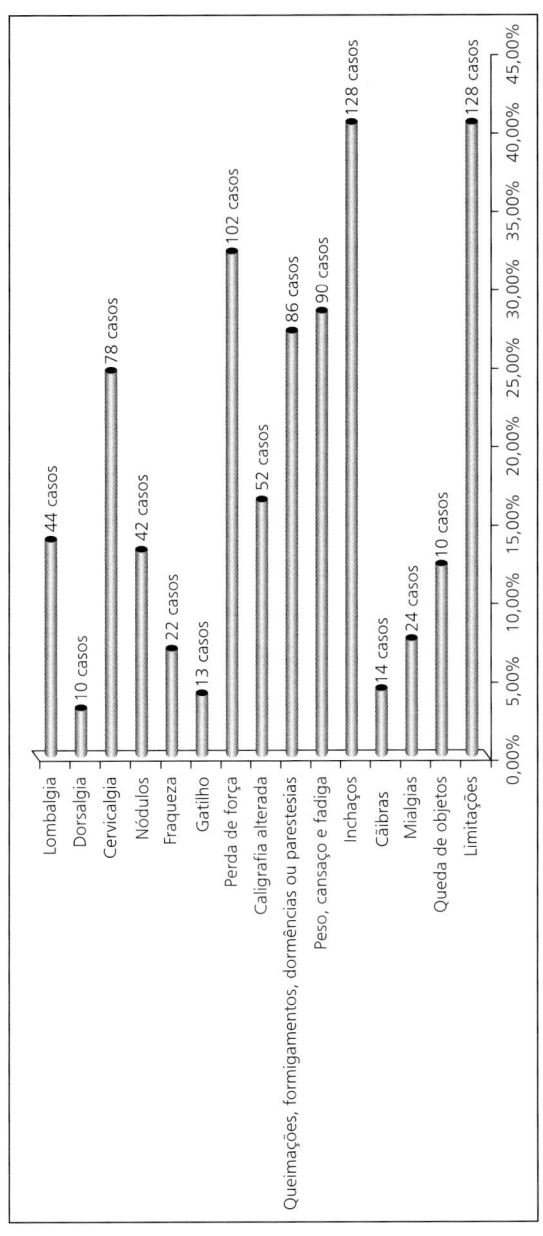

Lombalgia	44 casos
Dorsalgia	10 casos
Cervicalgia	78 casos
Nódulos	42 casos
Fraqueza	22 casos
Gatilho	13 casos
Perda de força	102 casos
Caligrafia alterada	52 casos
Queimações, formigamentos, dormências ou parestesias	86 casos
Peso, cansaço e fadiga	90 casos
Inchaços	128 casos
Cãibras	14 casos
Mialgias	24 casos
Queda de objetos	10 casos
Limitações	128 casos

Fig. 6-2. Outros achados clínicos. Fonte: Clínica de Ultrassonografia e Radiologia Profa. Dra. Léa de Freitas Pereira, 2013.

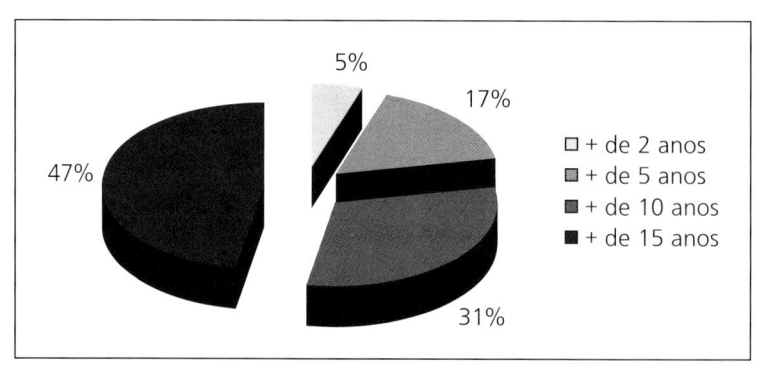

Fig. 6-3. Aparecimento do quadro clínico.

- + de 2 anos — 17%
- + de 5 anos — 31%
- + de 10 anos — 5%
- + de 15 anos — 47%

As localizações mais afetadas foram nos ombros = 508 pacientes (160,75%); nos cotovelos = 534 pessoas (168,98%) e; nos punhos = 494 pessoas (156,32%). Das regiões examinadas, foram normais cerca de 143 (45,25%) trabalhadores, geralmente, mão esquerda e cotovelo esquerdo (Fig. 6-4).

Dentre os tipos de lesões diagnosticadas pela US por regiões temos:

- *Ombros:* tendinoses (4 = 1,26%); **tendinopatias fibróticas** (368 = 116,45%); tendinopatias calcáreas (32 = 10,13%); tenossinovites do bíceps braquial (16 = 5,06%); bursites (8 = 2,53%); artroses acromioclaviculares (10 = 3,16%); sinovites acromioclaviculares (13 = 4,13%); artroses glenoumerais (6 = 1,89%); nódulos sólidos (2 = 0,63%), nódulos císticos (4 = 1,26%); ruptura do manguito rotador (7 = 2,21%); **tendinopatias do bíceps braquial** (302 = 95,56%); do **subescapular** (298 = 94,30%) e do **supraespinal anterior ou lateral** (282 = 89,24%). Nada foi encontrado em tendões do infraespinoso (infraespinal) e do pequeno redondo (Fig. 6-5).

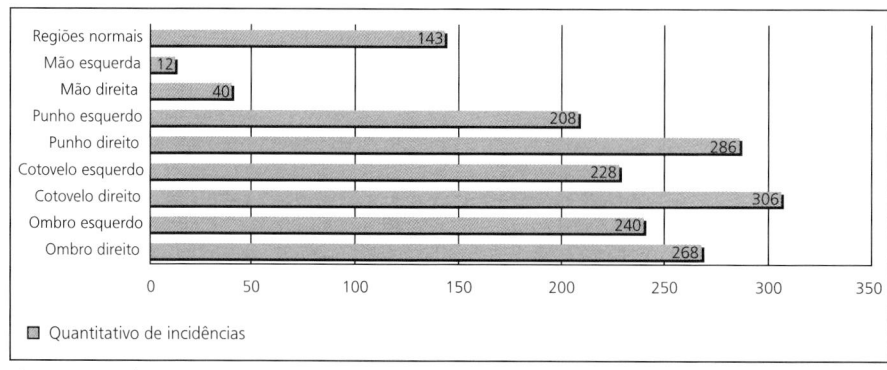

Quantitativo de incidências:
- Regiões normais: 143
- Mão esquerda: 12
- Mão direita: 40
- Punho esquerdo: 208
- Punho direito: 286
- Cotovelo esquerdo: 228
- Cotovelo direito: 306
- Ombro esquerdo: 240
- Ombro direito: 268

Fig. 6-4. Localizações mais afetadas. Fonte: Clínica de Ultrassonografia e Radiologia Profa. Dra. Léa de Freitas Pereira, 2013.

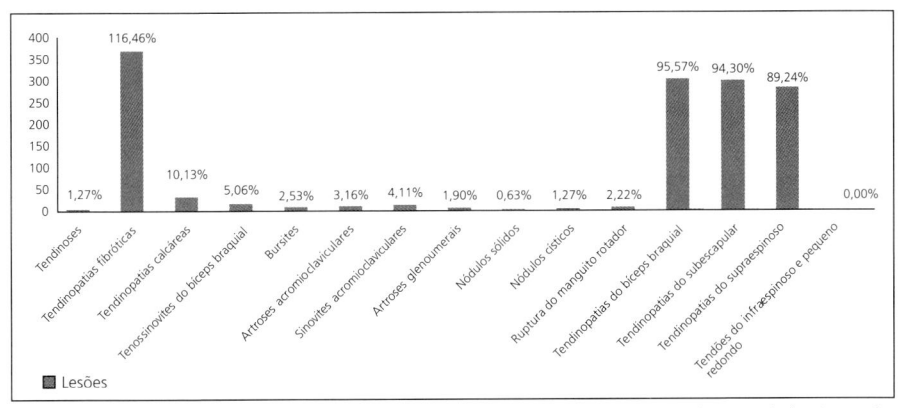

Fig. 6-5. Incidências de lesões de ombros. Fonte: Clínica de Ultrassonografia e Radiologia Profa. Dra. Léa de Freitas Pereira, 2013.

- *Cotovelos:* **epicondilites laterais** (436 = 137,97%); **epicondilites mediais** (122 = 38,6%); sinovites (2 = 0,63%); bursites (3 = 0,94%); nódulos sólidos (4 = 1,26%) e nódulos císticos sinoviais (3 = 0,96%). Nenhum derrame articular ou sinovite foram detectados (Fig. 6-6).

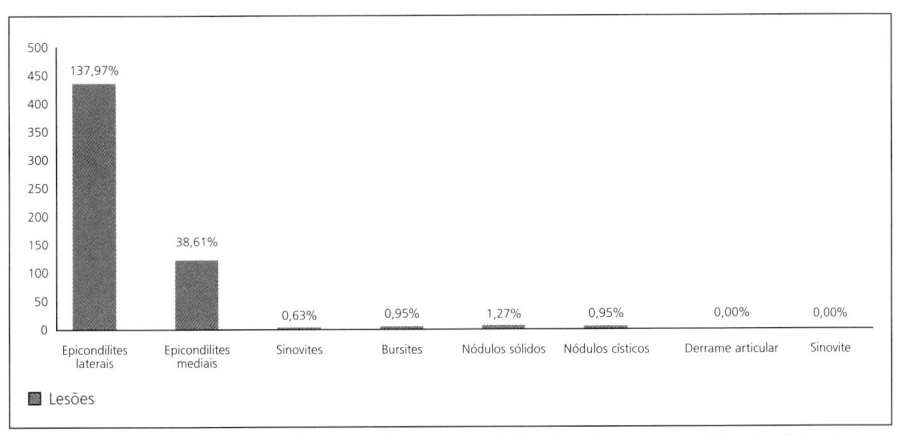

Fig. 6-6. Incidências de lesões de cotovelos. Fonte: Clínica de Ultrassonografia e Radiologia Profa. Dra. Léa de Freitas Pereira, 2013.

- Punhos (Fig. 6-7).

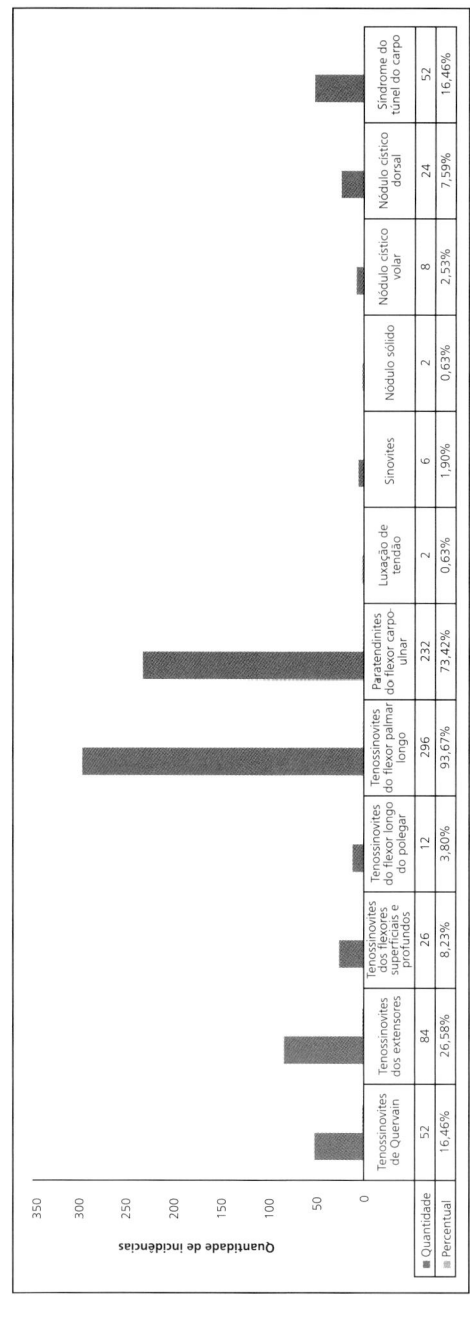

	Tenossinovites de Quervain	Tenossinovites dos extensores	Tenossinovites dos flexores superficiais e profundos	Tenossinovites do flexor longo do polegar	Tenossinovites do flexor palmar longo	Paratendinites do flexor carpo-ulnar	Luxação de tendão	Sinovites	Nódulo sólido	Nódulo cístico volar	Nódulo cístico dorsal	Síndrome do túnel do carpo
Quantidade	52	84	26	12	296	232	2	6	2	8	24	52
Percentual	16,46%	26,58%	8,23%	3,80%	93,67%	73,42%	0,63%	1,90%	0,63%	2,53%	7,59%	16,46%

Fig. 6-7. Incidências de lesões de punhos. Fonte: Clínica de Ultrassonografia e Radiologia Profa. Dra. Léa de Freitas Pereira, 2013.

- Mãos (Fig. 6-8).

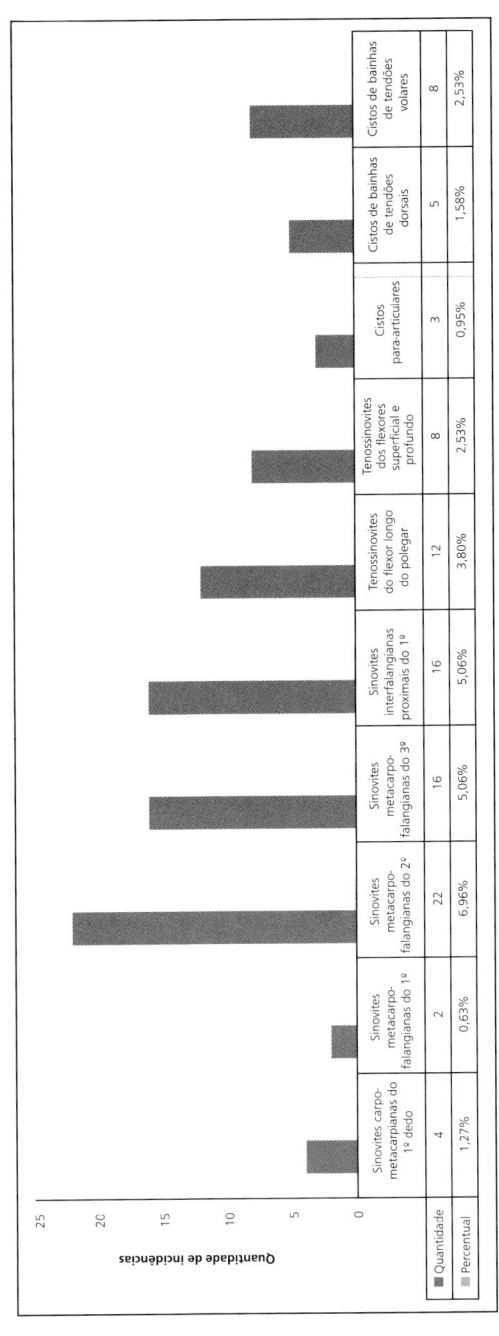

	Sinovites carpo-metacarpianas do 1º dedo	Sinovites metacarpo-falangianas do 1º	Sinovites metacarpo-falangianas do 2º	Sinovites metacarpo-falangianas do 3º	Sinovites interfalangianas proximais do 1º	Tenossinovites do flexor longo do polegar	Tenossinovites dos flexores superficial e profundo	Cistos para-articulares	Cistos de bainhas de tendões dorsais	Cistos de bainhas de tendões volares
Quantidade	4	2	22	16	16	12	8	3	5	8
Percentual	1,27%	0,63%	6,96%	5,06%	5,06%	3,80%	2,53%	0,95%	1,58%	2,53%

Fig. 6-8. Incidências de lesões de mãos. Fonte: Clínica de Ultrassonografia e Radiologia Profa. Dra. Léa de Freitas Pereira, 2013.

Ainda descobrimos associações de outras alterações, por exames realizados com tomografias computadorizadas ou ressonâncias magnéticas, que insistem em dizer que não tem nada a ver com a LER/DORT, como: hérnias lombares (6 = 1,89%) e cervicais (9 = 2,84%); protrusões lombares (8 = 2,53%) e cervicais (7 = 2,21%); artroses lombares (4 = 1,26%) e cervicais (3 = 0,94%).

Aqui colocamos mais uma discordância, pois há problemas nas colunas vertebrais, principalmente, por: posturas forçadas pelos mobiliários inadequados, permanência de muitas horas em uma mesma posição, falta de apoios para pés e cotovelos e punhos, alturas de mesas e cadeiras não correspondentes, espaço restritos entre balcão, computadores, gavetas, autenticadoras e cadeira do trabalhador, colocação contrária do computador, copiadora ou autenticadora ao lado dominante do funcionário.

☐ INCIDÊNCIAS E TIPOS DE TRATAMENTOS EMPREGADOS

Dentre os **tratamentos clínicos empregados** foram (Fig. 6-9): fisioterapias = 208 casos (68,82%), anti-inflamatórios = 162 casos (51,26%) e relaxantes musculares = 52 casos (16,45%), os mais utilizados. Houve boa resposta em 14 casos (4,43%), pouca resposta em 188 casos (59,49%) e sem resposta em 74 casos (23,41%). Em cerca de 40 casos (12,65%) eram iniciais os sintomas, e 65 casos (20,56%) estavam sem tratamento.

Alguns tratamentos alternativos também foram usados em alguns indivíduos como: osteopatias = 7 (2,21%), pilates = 8 (2,53%), ioga = 6 (1,89%), natação = 5 (1,58%), musculação= 6 (1,89%) e malhação = 3 (0,95%).

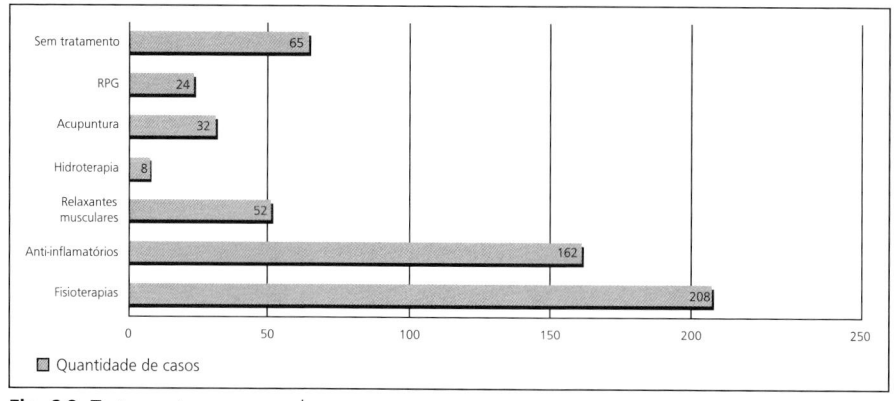

Fig. 6-9. Tratamentos empregados.

Quando o **tratamento com cirurgias foi opção** dos trabalhadores e médicos foram realizadas em 84 (26,58%): nos **ombros,** fizeram 17 casos (5,37%), sendo que 12 casos (3,79%) por rupturas do manguito rotador e 7 (2,21%) por tendinopatias crônicas; nos **cotovelos,** realizaram 6 procedimentos (1,89%) por epicondilites laterais = 6 (1,89%); em **punhos** operaram 48 pessoas (15,18%) com tenossinovites de De Quervain = 24 (7,50%), cistos sinoviais = 6 (1,89%) e por síndrome do túnel do carpo = 18 (5,69%); e nas **mãos** por dedos em gatilhos = 2 (0,63%), cistos sinoviais= 5 (1,58%) e por contratura de Dupuytren = 1 (0,31%) (Quadro 6-3).

- Ombros – 17 casos (5,37%):
  - Rupturas do manguito rotador – 7 casos (2,21%).
  - Tendinopatias crônicas – 7 casos (2,21%).
- Cotovelos – 6 casos (1,89%):
  - Epicondilites laterais – 6 casos (1,89%).
- Punhos – 48 casos (15,18%):
  - Tenossinovites de De Quervain – 24 casos (7,59%).
  - Cistos sinoviais – 6 casos (1,89%).
  - Síndrome do túnel do carpo: 18 casos (5,69%).
- Mãos – 8 casos (2,53%):
  - Dedos em gatilhos – 2 casos (0,63%).
  - Cistos sinoviais – 5 casos (1,58%).
  - Contratura de Dupuytren – 1 caso (0,31%).

Quadro 6-3. Tratamento com cirurgia

Pacientes levados à cirurgia		N° de casos	
Local afetado	Motivo da cirurgia	Quantidade	%
Ombros	Rupturas do manguito rotador	7	2,21%
Ombros	Tendinopatias crônicas	10	3,16%
Cotovelos	Epicondilites laterais	6	1,90%
Punhos	Tenossinovites de De Quervain	24	7,59%
Punhos	Cistos	6	1,90%
Punhos	Síndrome do túnel do carpo	18	5,70%
Mãos	Dedos em gatilhos	2	0,63%
Mãos	Cistos	5	1,58%
Mãos	Dupuytren	1	0,32%

Encontramos doenças associadas, segundo os relatados de alguns pacientes como: diabetes = 14 (4,43%), hipotireodismo/síndrome de Hashimoto = 13 (4,11%), infecção urinária = 14 (4,43%), litíase renal = 6 (1,89%), anemia crônica = 4 (1,26%), obesidade = 11 (3,48%), hipertensão arterial = 45 (14,24%), eritema nodoso = 2 (0,63%) e hiperdislipidemia = 12 (3,79%).

Tivemos 99 casos com síndromes associadas: pânico = 22 (6,96%), depressão = 28 (8,86%), estresse = 6 (1,89%), fibromialgia = 4 (1,26%), síndrome miofascial = 8 (1,26%), tensional do pescoço = 6 (1,89%), tensional dos trapézios = 22 (6,96%), distrofia simpaticorreflexa = 1 (1,31%), psoríase = 2 (0,63%) e herpes = 1 (0,31%).

Na nossa pesquisa, a **DORT** é mais comum em mulheres brancas de 41 a 50 anos, afetando primeiro o lado dominante, que foi o direito mais encontrado, depois ambos os lados, por poupar o membro mais doloroso, causando alterações ainda piores no contralateral, por falta de força de resistência por não ter sido desenvolvida a musculatura. Portanto, em quadros evolutivos de longo tempo, pode ser encontrado bilateralidade de alterações e simetrias. Os tipos de lesões físicas e ultrassonográficas são variáveis quanto ao tempo de serviço de 5 a 10 anos, algumas e pequenas: tendinoses, tendinopatias ou tenossinovites; mais de 11 anos até 22 anos, maior número de alterações e de tamanhos moderados: tendinoses e tendinopatias, sinovites, cistos, tenossinovites e paratendinites: e, acima de 22 anos, muitas anormalidades como cistos sinoviais ou nódulos, tendinoses, tenossinovites e paratendinites alternando de membro superior conforme a utilização, grandes tendinopatias fibróticas ou, às vezes, calcárias, e ruptura tendínea, em geral no manguito rotador. Nestas análises, a partir do 15º ano de trabalho, as lesões predominaram e no membro superior direito atingindo o ombro, cotovelo e punho direitos. Tendo como principais sintomas as dores de intensidades variáveis, limitações articulares com restrições funcionais e inchaços ou edemas.

É claro que o quadro depende das horas trabalhadas, da quantidade e do tipo de serviço, do estresse da cobrança na função, da própria constituição de cada indivíduo ou da origem racial e das condições do mobiliário e dos equipamentos utilizados.

A **DORT** tem alterações crônicas específicas achadas na US, principalmente, nos ombros, cotovelos, punhos e mãos sem respostas terapêuticas rápidas levando a incapacidades funcionais prolongadas, mas, muitas vezes, reversíveis. Nos casos investigados houve pouca melhora clínica mesmo com tratamento constante, as reduções das lesões ultrassonográficas também foram reduzidas e variavam de um lado para o outro, conforme o que estava usando mais e os tratamentos cirúrgicos melhoraram as alterações dos ombros, gatilhos dos dedos e síndromes do túnel do carpo. Neste material, detectamos poucos casos de iatrogenias.

O atraso nos diagnósticos da **LER/DORT** ocorreram por falta de informações clínicas, de exames complementares inadequados, pressões sobre os funcionários para não se afastarem do trabalho ou para não procurarem ajuda médica e de profissionais médicos que lidam com estes casos, retardo de tratamento e da avaliação da resposta terapêutica, demora nas mudanças terapêuticas e, principalmente, na falta de controle e melhora das condições dos locais de trabalho, redução da carga horária e revezamento e divisão do tipo de atividade desenvolvida ou troca de função, liberação para realizações de tratamentos.

CAPÍTULO 7
Aspectos Clínicos, Físicos e de Imagens

A LER/DORT não aparece de imediato, leva um bom tempo para que os microtraumas dos movimentos repetitivos causem alterações: degenerações tendíneas, inflamações em peritendões (bainhas de tendões) e/ou paratendões, bursas, enteses e articulares, lesões labrais, meniscais, ligamentares e cartilaginosas e nodulares císticas ou sólidas, variando com a faixa etária, sexo, cor, carga e tipo de trabalho, e o tempo diário e de anos de atividades. E, ainda, outros fatores gerais existentes como hipotireoidismo, diabetes, hipercolesterolemia, obesidade, doenças renais, gota, lúpus eritematoso disseminado, doenças autoimunes, artrites reumáticas, síndrome de Reiter e polimialgia reumática e psiquiátricos (síndrome de pânico, depressão, transtorno bipolar e algum outro tipo), podem agravar o quadro clínico. Doenças associadas do tipo fibromialgia, síndrome miofascial, síndrome tencional do pescoço e do trapézio devem ser verificadas, pois podem confundir e aumentar os achados clínicos mascarando a **LER/DORT**.

☐ **IMPORTÂNCIA DOS MÉTODOS DE IMAGEM NA IDENTIFICAÇÃO DA LER/DORT**

A **US** é o exame mais eficiente e o melhor para identificar as lesões causadas pela doença do trabalho – **DORT**), e tem auxiliado muito no diagnóstico, na escolha para o controle, na orientação de suspensão do tratamento e determinante para o retorno ao trabalho.

A **US** é precisa, segura e clara para os ultrassonografistas especializados, capacitados e com experiência, deixando a **RM** para pequenas coleções líquidas (sinovites, derrames articulares, bursites, tenossinovites e paratendinites) e pequenas rupturas tendíneas, ligamentares, capsulares, meniscais e labrais.

O **Doppler colorido** e o *power* **Doppler** são importantes para informar a existência de atividades nas lesões agudas e as reatividades e complicações das lesões cronificadas.

A finalidade deste trabalho surgiu quando, pesquisando, verificamos não haver na área de imagens trabalhos sobre **LER/DORT** (poucos artigos e leves citações em livros), e praticamente nenhuma referência sobre as alterações encontradas em membros inferiores, e as dificuldades de poucos especialistas de imagens nesta área, contribuindo para prejudicar a importância e o valor da **US**.

☐ REGIÕES AFETADAS – AVALIAÇÃO CLÍNICA, FÍSICA E TRATAMENTO

Nos **membros superiores**, a clínica varia de desconfortos a dores de leves a intensas, limitações regionais, inchaços, formigamentos, dormências, queimações e parestesias mais em ombros, cotovelos, punhos e, bem menos em mãos, no membro superior dominante. Depois aparece perda de força, cansaço e peso nas regiões.

No exame físico, pode haver edemas, limitações articulares ou tendíneas em flexão ou extensão, dificuldades de rotações, hipotrofia, atrofia ou hipertrofia muscular. Deformidades de dedos como flexão e gatilho ou ressalto, perda da extensão de dedos por rupturas tendíneas ocorre raramente. Nos **membro inferiores,** os achados de dores, edemas, dificuldades para andar ou pisar, claudicação e limitações para flexão ou extensão do joelho ou do tornozelo ou do pé, e no quadril e coxa restrição de rotações e extensões, estalidos, claudicação, aumento de volume e dores.

São identificados na **US** em **membro superior**: tendinopatias, tendinoses, tenossinovites (peritendinites), paratendinites, entesopatias, sinovites, derrames articulares, bursites, rupturas musculares, tendíneas, ligamentares, labrais, de retináculos e do TCSC, edemas para-articulares, periarticulares, musculares e do tecido celular subcutâneo, fasciites, ressaltos, cistos de bainhas de tendões, de articulações ou para-articulares, de labros e de TCSC e, síndromes de impacto e neurológicas compressivas, em geral, do nervo mediano no punho/mão (1º, 2º, 3º e metade do 4º dedo) e do ulnar no 5º e na metade do 4º dedo, mão, punho, antebraço e cotovelo. Lesões cartilaginosas e articulares degenerativas por excesso de microtraumas levando a danos graves articulares por destruições cartilaginosas e alterações ósseas com fraturas ocultas, osteofitose, corpos livres e estranhos. Em **membro inferior** na **US,** são detectadas: tendinose, tendinopatias, peritendinites (tenossinovite), paratendinites, entesopatias, bursites, derrames articulares, sinovites, edema para-articulares ou periarticulares ou musculares ou do TCSC, rupturas tendíneas, musculares, ligamentares, de retináculos, de fáscias aponeuróticas ou plantares, TCSC, de meniscos e labrais. Lesões císticas articulares ou para-articulares, de bainha de tendão, de fáscia plantar e de TCSC. E pseudonódulos como neuroma de Morton. Artropatias por alterações das cartilagens e patologias ósseas como fraturas ocultas ou de estresses, osteofitose ou entesofito ou sesamoidite e osteonecrose. Ainda deve ser citado os corpos estranhos e corpos livres articulares, em bursas e cistos.

A LER/DORT se apresenta com dores localizadas inicialmente, envolvendo duas a três regiões com evolução de mais de 2 anos, mais frequentemente no ombro, cotovelo e punho direitos, depois tornam-se difusas. Então, começam os formigamentos ou dormências em mãos e punhos com limitações, principalmente, em ombro e punho direitos. Surgem cansaço, fadiga e peso nos membros superiores.

As alterações de membros inferiores ocorrem mais em joelhos e pés que quadris e tornozelos. Em geral, apresentam dores, claudicação, inchaços, limitações de extensão ou flexão e de apoio. Ocorrem mais em homens entre 38 a 55 anos. São ainda pouco reconhecidas como **LER/DORT**, passando, na maioria dos casos, como lesões comuns. Outras vezes, há evolução, sem tratamento adequado e sem afastamento das atividades trabalhistas.

Foram poucos os casos de lesões físicas causando limitação laboral irreversível, mas a associação com problemas psicológicos (depressão, síndrome do pânico, transtorno bipolar etc.) ou as síndromes acimas citadas (miofascial dolorosa, fibromialgia, mialgia tensional cervical e, principalmente, distrofia simpaticorreflexa) mostraram maior número de afastamento definitivo.

Em nossa experiência, algumas doenças, quando presentes e não controladas, agravam as lesões de movimentos repetitivos como a diabetes, dislipidemia, hipotireoidismo, gota, artrites, artrose, doenças autoimunes, obesidade e, também, durante as gestações.

Os principais **diagnósticos diferenciais** que devem ser lembrados são: osteoartroses artrites: reumáticas, soronegativas, psoriáticas e gotosa; doenças autoimunes; distrofia simpaticorreflexa; síndromes da fibromialgia e miofascial; polimialgia reumática; espondilite anquilosante; síndrome de Sjögren; neuropatias compressivas; osteonecroses; miosites inflamatórias, lúpus eritematoso disseminado, doença de reiter, doenças de depósitos ou mialgias metabólicas; hipotireoidismo; síndrome paraneoplásica etc.

As doenças degenerativas ou osteoartroses são por envelhecimento articular ou pós-trauma com lesões tendíneas e/ou cartilaginosas. Causam alterações corticais, cistos subcondrais, reduções das fendas ou dos espaços articulares, sinovites ou derrames articulares até destruição total levando a anquilose (soldadura dos ossos na região articular), levando a grandes limitações ou imobilizações articulares com dores e edemas. Na maioria das vezes é necessário fazer prótese, ocorrendo mais em quadris, joelhos e ombros.

Isto é completamente diferente das lesões degenerativas que ocorrem nos tendões pelos microtraumas repetitivos em atividades profissionais que, vem confundindo muitos médicos dos trabalho.

Os tratamentos hoje realizados podem ser **clínicos** com medicações orais (analgésicos, anti-inflamatórios, corticoides, relaxantes musculares, sedativos, homeopáticos ou ortomoleculares) ou por injeções intramusculares, peritendíneos ou intra-articulares (anti-inflamatórios, corticoterápicos, analgésicos), que muitos preferem evitar. E ainda **fisioterápicos** (TENS, crioterapia, alongamentos, infravermelho, ondas curtas, ultrassonografia, massagens, *laser* etc.), e outros de **medicinas alternativas** como: pilates, ioga, natação, musculação, mocha e outros. Na 1ª etapa, são feitos tratamentos para alívio de dores, relaxamento muscular, procurar melhorar as limitações funcionais e o psicológico. Na 2ª etapa, reforço muscular com qualquer tipo de atividade, principalmente a cinesioterapia, para também melhor os movimentos articulares e os tendíneos, musculação, natação ou outros.

As **cirurgias** são reservadas para as rupturas tendíneas, tenossinovites estenosantes, tendinopatias calcáreas, síndrome de impacto e síndromes neurológicas compressivas do mediano e do ulnar.

As **vantagens** da complementação do exame clínico com a **US** são:

- Identifica a existência ou não de lesões.
- Caracteriza as alterações e qual o tipo: aguda, subaguda ou crônica.
- Orienta a escolha do tratamento.
- Ajuda no controle da resposta terapêutica.
- Observa as complicações (síndrome do túnel do carpo ou do canal de Guyon, síndrome do túnel cubital, síndrome do pronador e do nervo interósseo posterior, atrofias ou hipotrofias, rupturas ligamentares, musculares ou tendíneas, alterações de polias e placas volares, nódulos sólidos ou císticos sinoviais etc.).
- Demonstra recidivas ou recorrências.
- Auxilia na diferenciação com outras doenças juntamente com o quadro clínico e laboratorial: reumáticas, autoimunes, traumáticas, degenerativas, osteoartrose de depósitos, *over use*, iatrogenias e outras.

Os principais aspectos ecográficos de atividades da doença ou não são avaliados pelo **Doppler colorido** e *power* **Doppler**, e os sinais de atividades são: líquido articular em bursa, em bainha de tendão (peritendão) e em paratendão; bursite; tenossinovite; derrame articular; sinovite; edema em tecido celular subcutâneo, peri ou para-articular acompanhadas de evidente clínica.

As lesões antigas ou crônicas se apresentam como tendinopatias fibróticas ou calcáreas, derrames articulares, sinovites, bursites ou tenossinovites com proliferações sinoviais e/ou corpos livres, com sinais clínicos menores, mais suportáveis ou menos significativos.

A resistência aos tratamentos medicamentosos e fisioterápicos, acaba afetando o psicológico apresentando revolta e indignação pela perda de tempo e de dinheiro com capacidade funcional restrita e, também, com o desrespeito e destrato por profissionais e pelas empresas. Adquirindo depressão, síndrome do pânico, transtornos psiquiátricos, fibromialgia, síndrome miofascial ou ainda outras.

O estudo por **US** ou por **RM** de nervos medianos, ulnares ou radiais, se normais e com sintomas neurológicos, deverão ser investigados pela **ENMG**, que é o exame específico.

Atualmente, existem muitas atividades profissionais e não profissionais desportivas ou de lazer, por *hobby*, artes plásticas, atividades para melhorar o relaxamento ou antiestresse como **ioga**, **pilates** e outros que por microtraumas repetitivos podem causar lesões: sinoviais, osteoarticulares, musculares, tendíneas, de enteses ou de fáscia, ligamentares, de meniscos, em tecido celular subcutâneo, que devem ser levadas em consideração para diagnóstico diferencial com **DORT**. Outras vezes, são alterações psiquiátricas como depressão, transtorno bipolar, síndrome de pânico e outras associações como fibromialgia, síndrome miofascial, síndrome tensional do pescoço e trapézio, que simulam DORT, devem ser avaliadas clínica, laboratorialmente e por imagens para definir exatamente a existência de **LER/DORT**.

Como já foi dito, muitas das vezes, existe clínica de dores, há longo tempo com exames físicos e laboratoriais negativos, e exames de imagens **US, RX, TC, RM** ou **ENMG** normais.

A medida que intensifica as atividades profissionais ou não, e dependendo do tipo de atividade, ou quanto maior o tempo de execução das tarefas, o quadro vai agravando com dores mais intensas, surgindo edemas, limitações e restrições de movimentos, dormências, formigamentos e parestesias, levando a procurar emergências. Quanto ao tratamento, a maioria responde muito pouco ou quase nada, sendo necessário acompanhamento e mudanças, muitas das vezes, precisam de afastamento das atividades laborativas ou de lazer, para permitir um acompanhamento com tratamento intensivo ou até cirurgias. Como se sabe, estes problemas afetam muito a parte psicológica agravando com isso ainda mais a **LER**, e aquelas relacionadas com o trabalho ou a **DORT** e são piores por falta de reconhecimento dos serviços particulares, municipais, estaduais e federais.

☐ CONSIDERAÇÕES FINAIS

Temos reparado um agravamento nos últimos 15 anos, sendo necessário que os serviços médicos, tenham profissionais de Medicina do Trabalho mais preparados para detectarem as alterações, que saibam escolher os métodos de imagens adequados para o diagnóstico e o acompanhamento, estejam cientes das limitações de cada exame e até que tomem conhecimento de serviços especializados para encaminharem os trabalhadores ou funcionários.

É bom sempre ter exames físicos e laboratoriais para afastar outro tipo de doença, e lembrar do valor, da indicação e da necessidade da **ENMG**. É fundamental existir nos serviços médicos, especialistas em sistema musculoesquelético (ortopedistas, reumatologistas, fisiatras e médicos do trabalho com cursos e treinamento nesta área). Porque se sabe dos problemas e das dificuldades que vem ocorrendo, sendo rotulados como **DORT**, casos psiquiátricos ou de outras doenças como fibromialgia, síndrome miofascial e reumáticas, e, muitas vezes, ao contrário são funcionários portadores de **DORT**, que não são diagnosticados e tratados como tal, por avaliações clínicas incompletas, exames de imagens de qualidade ruim e dificuldades de fazerem os principais diagnósticos diferenciais.

É preciso ter mais conhecimento, estar mais preparado, admitir que é **LER** ou **DORT**, afastando ou diferenciando de outras patologias do Sistema musculoesquelético e excluir as doenças psiquiátricas ou de outras síndromes que mascaram o quadro clínico como já foram citadas.

Ainda hoje, existem controvérsias quanto aceitar a doença profissional ou do trabalho, pois, no mundo moderno, tem sido visto que muitas atividades repetitivas podem causar lesões sejam desportistas por prazer (ping-pong, frescobol, *squash*, voleibol, handebol, natação, danças etc.), *hobby* em artes plásticas (telas, cerâmicas, esculturas e outras), trabalhos manuais de bordados, crochê, tricô, costuras e músicos não profissionais (tecladistas, tocadores de instrumentos de cordas, bateristas e de diversas origens), uso contínuo de computadores domésticos, atividades de diversões envolvendo equipamentos eletrônicos e com teclados digitalizados ou toques, e em serviços domésticos (lavagem de roupas ou faxinas de casa).

Outro fato considerável é o conhecimento da população das vantagens e facilidades de conseguir licenças médicas, aumentando o interesse na realização de **métodos de imagens**. Por isso, cada vez mais o **médico do trabalho** necessita saber e identificar clinicamente por anamneses e exames físicos completos, confirmando, por exames complementares, a existência de lesões. Também, é necessário que entendam o significado dos laudos ultrassonográficos quanto à atividade de doença ou cronicidade do processo. E devem prosseguir colocando no **protocolo de investigação** além da anamnese, do exame físico e do exame de laboratório, a **eletroneuromiografia (ENMG)**, a **US**, o **Doppler colorido** e o *power* **Doppler**, a **ressonância magnética** e as **artro-RM** ou **artro-TC**, sabendo qual é a melhor escolha para cada indicação.

É importante reconhecer a **US e a RM** como principais modalidades no diagnóstico das lesões por esforços repetitivos, estando cientes das vantagens e limitações dos métodos. Devemos lembrar dos preconceitos contra a US como causadora de diagnósticos falso-positivos, situação esta não encontrada nos que dominam a técnica de realização da US em musculoesquelético e com a facilidade encontrada nos estudos com os modernos equipamentos nos dias de hoje. A Ultrassonografia por região necessita de uma rotina de avaliação da anatomia incluindo a pele, fáscias, músculos, tendões e bainhas, superfícies ósseas, articulações, cartilagens, ligamentos, bursas, nervos e vasos com estudo estático e dinâmico variando no mínimo de 7 a 12 minutos nos casos sem e com complicações. Os achados encontrados deverão ser sempre correlacionados com a clínica e o exame físico.

Um fator fundamental é a identificação de atividade da doença, da sua cronicidade e a melhora nas imagens com diminuição ou resolução das lesões por meio do exame ultrassonográfico e Doppler colorido. É um método que cada vez mais tem sido empregado facilitando encontrar alterações, hiperemia ou fluxo vascular de atividade de doença peri ou intralesional, recidiva de processos, caraterizando as imagens nodulares ou definindo que, provavelmente, já regrediu ou resolveu o quadro.

Na **US**, é importante relembrar que representam sinais de atividade de doença, a evidência de edema peri ou para-articular, em músculo ou em tecido celular subcutâneo; líquidos em bainha de tendão (peritendão), em paratendão, em bursa, em articulação ou em sinóvia. São as chamadas tenossinovites, paratendinites, tendinoses ou tendinopatias, bursites, derrames articulares e sinovites.

Nas lesões cronificadas ou crônicas, deve-se ressaltar que, em geral, apresentam espessamentos ou proliferações sinoviais em bainhas de tendões ou paratendões, bursas e espaços articulares ou têm fibroses ou depósitos de cálcio em tendões, enteses e em bainhas de tendões.

Os controles de tratamentos deverão ser realizados com 4 a 6 meses, para acompanhamento, verificando a resposta terapêutica ou a necessidade de mudanças do tratamento para obtenção de rápida melhora clínica e retorno às atividades. Fator este que nem sempre ocorre, pois logo retornam às funções com excesso de carga horária e de trabalho, com recidivas imediatas, piora do quadro com aumento das lesões e complicações.

Temos observado alguns erros de interpretação da **US**: projeções ósseas descritas como calcificações (nos tendões do tríceps e do calcâneo), tendinoses confundidas como rupturas focais ou vice-versa, sinovites identificadas como cistos sinoviais e heterogenicidades tendíneas que correspondem a tendinopatias com fibroses ou calcificações ou âncoras de pós-operatórios de manguito rotador, que não são assinaladas, e que não têm expressões radiográficas.

Na **RM**, os principais erros são: frequentes diagnósticos de tendinopatias do infraespinoso e do tríceps braquial que são incomuns, rupturas incompletas tendíneas e ligamentares sem achados clínicos e decorrentes de imagens artefatuais, a não identificação de epicondilites cronificadas e de tendinopatias fibróticas e calcáreas de manguito rotador, e afirmação de rupturas completas dos supraespinais sem clínica e elevação normal do braço, e com US sem lesão.

A **US** é o melhor método para estudo de tendões e, por estar em constante evolução e aprimoramento dos equipamentos, há grande melhora da resolução e da *performance*. Também existe a preocupação dos profissionais de imagens ou ultrassonografistas em trocar aparelhos e de se manterem atualizados em cursos, jornadas, congressos e em informações literárias.

☐ BIBLIOGRAFIA

Bluth E, Arger PH, Benson CB *et al. Ultrasound: a practical approach do clinical problems.* New York: Thieme, 1999. p. 676.

Bonzani PJ, Durham NC, Millender L *et al.* Factors prolonging disability in work-related cumulative trauma disorders. *J Hand Surg* 1997;22A:30-34.

Brasseur JL, Tardieu M. Ultrassonografia do aparelho locomotor. Rio de Janeiro: Médica e Científica, 2004. p. 216.

Breidahl WH, Newman JS, Taljanovic MS *et al*. Power Doppler sonography in the assessment of musculoskeletal fluids collections. *AJR* 1996;166:1443-46.

Chiou HJ, Chou YH, Cheng SP *et al*. Cubital tunnel syndrome, diagnosis by high-resolution ultrasonography. *J Ultrasound Med* 1988 Oct.;17(10):643-48.

Chlem RK, Cardinal E. Guidelines and gamuts in musculosketal ultrasound. New York: Wiley-Liss, 1999. p. 390.

Fricton J *et al*. Miofascial pain syndrome: a review of 164 cases. *Oral Surg Oral Med Oral Pathol* 1982;60:615-23.

Giovargnorio F, Andreoli C, De Cicco ML. Ultrasonographic evoluation of de Quervain disease *J Ultrasound Med* 1997;16:685-89.

Helfenstein M, Feldman D. Prevalência da síndrome da fibromialgia em pacientes diagnosticados como portadores de Lesões por Esforços Repetitivos (LER). *Rev Bras Reumatol* 1988 Mar.-Abr.;38:71-77.

Holsbeeck MTV, Introcaso JH. *Musculoskeletal ultrasound*. 2nd ed ST Louis, USA: Mosby, 2001. p. 648.

Littlejohn GO. Repetitive strain syndrome. In: John H, Klippel & Paul A. *Dieppe textebook of rheumatology*. London: Mosby, Year Book Europe, 1994. 5.17.1-5.17.4.

Newman JS, Adler RS, Bude RO *et al*. Detection of soft-tissue hiperemia- value of. Power Doppler sonography. *AJR* 1994;163:385-89.

Oliveira CR. Lesões por Esforços Repetitivos (LER). *Rev Bras Saúde Ocup* 1991;19:59-85.

Reilly PA. Fibromyalgia in the workplace: a management problem. *Ann Reum Dis* 1993;2:249-51.

Sans N, Lapègue F. *Ultrassonografia musculoesquelética*. Rio de Janeiro: Revinter, 2012. p. 290.

Sernik RA, Giovanni G. *Ultrassonografia sistema músculo-esquelético*. São Paulo: Sarvier, 1999. p. 240.

Smythe HA. The repetitive strain injury siyndrome is referred pain from the neck. *J Rheumatol* 1988;15:1604-8.

Solbiati L, Rizzatto G. *Ultrasound of superficial structures. High frequencies, Doppler and intervencial procedures*. London: Churchill Livingstone, 1995. p. 416.

Weiland AJ. Repetitive strain injuries and cumulative trauma disorders. *J Hand Surg* 1996;21A:337.

Índice Remissivo

Entradas acompanhadas por um *f* itálico indicam figuras.

A

Alteração(ões)
  de cartilagens, 55
Antebraço
  LER/DORT no, 7, 62
    articulações, 66
    bursite, 64
    derrame articular, 63
    epicondilites, 62
    fraturas, 67
    lesões ligamentares, 69
    luxações, 67
    miosite, 66
    neuropatias, 68
    nódulos, 68
    principais lesões, 7
    pseudonódulos, 68
    retináculo, 69
      alterações do, 69
    rupturas musculares, 66
    sinovite, 63
    tendão, 63, 64
      do bíceps braquial, 63
        distal, 63
      do tríceps, 64
Articulação(ões)
  acromioclavicular, 15*f*, 58*f*
    esquerda, 58*f*
      cisto para-articular na, 58*f*
  antebraço, 66
  braço, 56
  cintura escapular, 56
  cotovelo, 66
  coxa, 94
  do punho, 75
  glenoumeral, 59*f*
  mão, 79
  metacarpofalangiana, 82*f*
  ombro, 56
  quadril, 94
  regiões, 94
    glúteas, 94
    ilíacas, 94
    inguinais, 94
    pubianas, 94
Artropatia
  degenerativa, 56*f*
  do ombro, 56*f*

B

Baker
  cisto de, 32*f*, 101*f*, 102*f*
Braço
  LER/DORT no, 7, 44
    articulações, 56
    bursites, 53
    capsulites, 55
    cartilagens, 55
      alterações de, 55
    derrames articulares, 53
    iatrogenias, 58
    lesões labrais, 53
    miosites, 58
    neuropatias, 57
    nódulos, 58
      císticos, 58
      sólidos, 58
    principais lesões, 7
    síndrome de impacto, 53
    superfícies, 55
      corticais ósseas, 55
      ósseas, 55
    tendão, 49, 52
      do bíceps braquial, 49
      do tríceps, 52
Bursa(s)
  distensão da, 54*f*, 65*f*
    do cotovelo, 65*f*
    do ombro, 54*f*

subdeltoide, 54f
do grande trocanter, 27f
do iliopsoas, 87f
líquido na, 88f
subcutânea, 66f
   olecraneana, 66f
      corpos livres em, 66f
terminologia atual, 26
Bursite(s), 26, 53, 64
  antebraço, 64
  braço, 53
  cintura escapular, 53
  cotovelo, 64
  coxa, 86
  crônica, 26f, 54f
    do ombro, 54f
  do iliopsoas, 87f
  infrapatelar, 99f
  joelho, 98
  ombro, 53
  pé, 114
  perna, 98
  quadril, 86
  regiões, 86
    glúteas, 86
    ilíacas, 86
    inguinais, 86
    pubianas, 86
  retrocalcânea, 115f
  subaquiliana, 115f
  subcutânea, 17f, 65f
    olecraniana, 17f, 65f
      crônica, 65f
  subdeltoide-subacromial, 26f, 54f
    aguda, 26f, 54f
  suprapatelar, 99f
  tornozelo, 114
  trocanteriana, 27f, 88f

C

Calcificação(ões)
  em enteses, 28f
    de inserção, 28f
      do tendão calcâneo, 28f
  extensa, 113f
    no tendão calcâneo, 113f
      em ruptura antiga, 113f
  extensas hiperecoicas, 90f
    no tendão do semitendinoso, 90f
      na região isquiática, 90f

  na derme, 105f
    com sombra posterior na perna, 105f
      por ruptura na face pré-tibial, 105f
  na mão, 82
  para-articulares, 82f
    metacarpofalangiana volar, 82f
      do 2º dedo da mão, 82f
  paratendinite com, 111f
    do calcâneo, 111f
      em pequenas rupturas, 111f
Canal
  de Guyon, 30
    síndrome do, 30
Capsulite(s), 55
  braço, 55
  cintura escapular, 55
  ombro, 55
  terminologia atual, 27
    adesivas, 27
    simples, 27
Cartilagem (ns)
  alterações de, 55
Cervical
  mialgia, 10
    tensional, 10
Cintilografia
  diagnóstico por, 40
Cintura Escapular
  LER/DORT em, 44
    articulações, 56
    bursites, 53
    capsulites, 55
    cartilagens, 55
      alterações de, 55
    corticais ósseas, 55
    derrames articulares, 53
    iatrogenias, 58
    lesões labrais, 53
    manguito rotador, 44
    miosites, 58
    neuropatias, 57
    nódulos, 58
      císticos, 58
      sólidos, 58
    síndrome de impacto, 53
    superfícies ósseas, 55
Cisto(s), 100
  com conteúdo espesso, 15f, 60f
    no cabo longo do bíceps braquial, 60f
      no terço proximal do braço, 60f

complexo, 103*f*
  no tecido celular, 103*f*
  subcutâneo, 103*f*
de bainha do tendão, 14*f*, 74*f*
  abdutor longo, 74*f*
    do polegar, 74*f*
  do extensor, 74*f*
    do 3º dedo do punho, 74*f*
  do flexor superficial, 14*f*
    do 3º dedo do punho, 14*f*
  extensor breve, 74*f*
    do polegar, 74*f*
de Baker, 32*f*, 101*f*, 102*f*
meniscal, 103*f*
  lateral, 103*f*
    no corno posterior, 103*f*
para-articular, 58*f*, 68*f*
  na articulação acromioclavicular, 58*f*
    esquerda, 58*f*
  posteroarticular, 68*f*
    no cotovelo, 68*f*
poplíteo, 102*f*
  loculado, 102*f*
  septado, 102*f*
pré-patelar, 32*f*, 101*f*
sinovial, 31*f*, 59*f*, 81*f*, 116*f*, 117*f*
  de bainha comum, 116*f*
    dos tendões fibulares, 116*f*
    do 4º dedo da falange distal, 31*f*
  do 2º metatarso, 117*f*
    da bainha do extensor, 117*f*
  do ombro, 59*f*
  para-articular, 59*f*, 81*f*
    metacarpofalangiano dorsal, 81*f*
  simples para-articulares, 31*f*
    do cotovelo, 31*f*
subcondrais, 56*f*
  erosões ósseas com, 56*f*
Corpo(s)
  estranhos, 76, 83, 106
    com pequena coleção, 83*f*
      adjacente no 4º metacarpo, 83*f*
        na região volar da mão, 83*f*
    na mão, 83
    no joelho, 106
    no mediopé, 121*f*
    na perna, 106
    no pé, 121
    no punho, 76
    no tornozelo, 121
    plantar, 121*f*

livres, 66*f*
  em bursa subcutânea, 66*f*
    olecraneana, 66*f*
Cotovelo
  LER/DORT no, 7, 62
    articulações, 66
    bursite, 64
    derrame articular, 63
    epicondilites, 62
    fraturas, 67
    lesões ligamentares, 69
    luxações, 67
    miosite, 66
    nódulos, 68
    principais lesões, 7
    pseudonódulos, 68
    retináculo, 69
      alterações do, 69
    rupturas musculares, 66
    sinovite, 63
    tendão, 63, 64
      do bíceps braquial, 63
        distal, 63
      do tríceps, 64
Coxa
  LER/DORT na, 9, 86
    alterações, 90, 93
      cartilaginosa, 93
      da banda iliotibial, 90
      do trato iliotibial, 90
    articulação, 94
    bursites, 86
    derrame articular, 86
    entesopatias, 88
    fáscia lata, 90
    lesões, 94, 96
      de labro, 96
      ósseas, 94
    neuropatias, 96
    nódulos, 94
      císticos, 94
      sólidos, 94
    principais lesões, 9
    pseudonódulos, 94
    rupturas, 92
    sinovite, 86
    tendinopatias, 87
    tendinoses, 87

D

De Quervain
  tenossinovite de, 70*f*
Derrame(s)
  articulares, 53, 63, 86, 97, 107
    antebraço, 63
    braço, 53
    cintura escapular, 53
    cotovelo, 63
    coxa, 86
    joelho, 97, 98*f*
      e sinovite anteromedial, 98*f*
      posterolateral, 98*f*
    ombro, 53
    pé, 107
    perna, 97
    quadril, 86
    regiões, 86
      glúteas, 86
      ilíacas, 86
      inguinais, 86,
      pubianas, 86
    tornozelo, 107
  com sinovite, 57*f*
    acromioclavicular, 57*f*
Desfiladeiro
  torácico, 30
  síndrome do, 30
Distrofia
  simpaticorreflexa, 10
Doppler
  colorido, 38, 51*f*, 61*f*
    com fluxo vascular periférico, 51*f*
      tenossinovite do cabo longo, 51*f*
        do bíceps braquial, 51*f*
    de lesão nodular, 61*f*
      do braço esquerdo, 61*f*
  diagnóstico por, 38
DORT (Distúrbios Osteomusculares Relacionados ao Trabalho)
  conceituação, 13-34
    aspectos ultrassonográficos das lesões, 33
      agudas, 33
      crônicas, 33
      subagudas, 33
    US, 14, 18
      definições das imagens básicas da, 14
      principais alterações na, 18
      terminologia atual, 18
  introdução aos, 1-10
  membros inferiores, 8
    principais lesões, 8
      regiões mais acometidas dos, 8
  membros superiores, 7
    principais lesões, 7
      regiões mais acometidas dos, 7
  principais complicações, 10
  síndromes, 9

E

Ecografia
  diagnóstico por, 37
ENMG (Eletroneuromiografia), 43
Entese(s)
  de inserção, 28*f*
    do tendão do calcâneo, 28*f*
      pequenas calcificações em, 28*f*
  terminologia atual, 27
Entesopatia
  calcárea, 28*f*
    de inserção do tendão, 28*f*
      calcâneo, 28*f*
  coxa, 88
  crônica, 90*f*
    calcárea, 90*f*
      do semitendinoso, 90*f*
    fibrótica, 90*f*
      do glúteo máximo, 90*f*
  do tendão do tríceps, 52
  joelho, 100
  pé, 112
  perna, 100
  quadril, 88
  regiões, 88
    glúteas, 88
    ilíacas, 88
    inguinais, 88
    pubianas, 88
  tornozelo, 112
Epicondilite(s)
  antebraço, 62
    tendinopatia, 62
    tendinose, 62
  cotovelo, 62
    tendinopatia, 62
    tendinose, 62
  lateral, 18*f*, 62*f*
  medial, 63*f*

Erosão(ões)
  ósseas, 56f
    com cistos subcondrais, 56f

F

Fáscia(s)
  terminologia atual, 29
Fibrose
  antebraço, 67
  cotovelo, 67
  imagem hiperecoica por, 51f
  nodular, 59f
    por LER, 59f
Fratura(s)
  antebraço, 67
  cotovelo, 67
  do ilíaco, 94f, 95f
    anterossuperior, 95f
    na região anterossuperior, 94f
    oculta, 95f
  mão, 79
  ocultas, 118
    pé, 118
    tornozelo, 118
  por estresse, 118
    pé, 118
    tornozelo, 118
  punho, 75
  trauma com, 67f
    histórico de, 67f

G

Guyon
  canal de, 30
    síndrome do, 30

H

Heberden
  nódulo de, 82f

I

Iatrogenia(s)
  braço, 58
  cintura escapular, 58
  mão, 77
  ombro, 58
  punho, 76

Imagem(ns)
  anecoica, 27f, 32f, 58f, 60f, 65f, 67f, 74f, 81f, 87f, 91f, 98f, 101f, 117f
    circunscrita, 60f, 67f
    de paredes, 32f, 58f, 65f, 74f, 81f, 101f, 117f
      finas, 32f, 58f, 74f, 81f, 101f, 117f
      irregulares, 65f
      regulares, 32f, 74f, 81f, 101f, 117f
    no recesso articular, 98f
    por líquido, 87f
      distendendo a bursa, 87f
    superficial, 91f
      no terço proximal da coxa, 91f
  básicas da US, 14
    definição das, 14
      anecogênica, 14
      anecoica, 14
      ecogênica, 15
      ecoica, 15, 16f
      hiperecogênica, 15
      hiperecoica, 15, 17f
      hipoecogênica, 15
      hipoecoica, 15
      isoecogênica, 15
      isoecoica, 15, 16f
      mista, 17
  brilhante, 45f
  ecoica, 45f
  hiperecogênica, 19f
    linear, 19f
      com grande sombra acústica posterior, 19f
  hiperecoica(s), 49f, 51f, 56f, 66f, 82f, 105f
    brilhantes, 66f
      no interior do líquido, 66f
    por fibrose, 51f
  hipoecoica, 22f
  métodos diagnósticos por, 37-41
    cintilografia, 40
    Doppler colorido, 38
    ecografia, 37
    power Doppler, 38
    radiografias, 39
    RM, 41
    TC, 39
    US, 37
  volumosa, 49f
INTO (Instituto Nacional de Traumato-Ortopedia), 5

J

Joelho
  LER/DORT no, 9, 96
    alterações, 105
      articulares, 105
      cartilaginosas, 105
      ósseas, 105
    bursites, 98
    corpos estranhos, 106
    derrames articulares, 97
    entesopatias, 100
    ligamentos, 104
    menisco, 100
    neuropatias, 106
    nódulos, 100
      císticos, 100
      sólidos, 100
    principais lesões, 9
    retináculos, 105
    rupturas, 101
    sinovites, 97
    tendinopatias, 96
    tendinoses, 96

L

Labro(s)
  terminologia atual, 28
    do ombro, 28
    do quadril, 28
LER (Lesões por Esforços Repetitivos)
  conceituação, 13-34
    aspectos ultrassonográficos das lesões, 33
      agudas, 33
      crônicas, 33
      subagudas, 33
    US, 14, 18
      definições das imagens básicas da, 14
      principais alterações na, 18
      terminologia atual, 18
  introdução as, 1-10
    membros inferiores, 8
      principais lesões, 8
      regiões mais acometidas dos, 8
    membros superiores, 7
      principais lesões, 7
      regiões mais acometidas dos, 7
    principais complicações, 10
    síndromes, 9

LER/DORT
  aspectos, 139-145
    clínicos, 139-145
    de imagens, 139-145
    físicos, 139-145
    importância na identificação da, 139
  em membro inferior, 8, 85-122
    coxa, 86
    joelho, 96
    panturrilha, 96
    pé, 106
    perna, 96
    principais lesões, 8
    quadril, 86
    regiões mais acometidas, 8
    regiões, 86
      glúteas, 86
      ilíacas, 86
      inguinais, 86,
      pubianas, 86
    tornozelo, 106
  em membro superior, 7, 8, 43-83
    antebraço, 62
    braço, 44
    cintura escapular, 44
    cotovelo, 62
    mão, 76
    ombro, 44
    punho, 69
  regiões afetadas, 140
    avaliação, 140
      clínica, 140
      física, 140
    tratamento, 140
Lesão(ões)
  aspectos ultrassonográficos das, 33
    agudas, 33
    crônicas, 33
    subagudas, 33
  de pele, 33
    terminologia atual, 30
  de retináculo, 75
    do punho, 75
  labrais, 53
  ligamentares, 69, 73, 79
    na mão, 79
    no punho, 73
  nodular, 61f, 81
    do braço esquerdo, 61f
      Doppler colorido de, 61f
    na mão, 81

Luxação(ões), 67
  acromioclavicular, 57*f*
    direita, 57*f*
  antebraço, 67
  cotovelo, 67
  do tendão, 52
    do bíceps braquial, 52
  mão, 79
  punho, 75

M

Manguito Rotador
  áreas hipoecoicas no, 47*f*
  espessura do, 48*f*
    redução importante da, 48*f*
  ruptura(s), 23, 46, 47*f*
    completa, 48*f*
      no supraespinoso do ombro, 48*f*
    parcial, 23*f*, 59*f*
      do supraespinoso posterior, 23*f*
    quase completa, 47*f*
  tendinopatias, 44
  tendinoses, 44
Mão, 76
  LER/DORT na, 8, 76
    articulações, 79
    calcificações, 82
    corpos estranhos, 83
    fraturas, 79
    lesões, 79, 81
      ligamentares, 79
      nodulares, 81
    luxações, 79
    placa volar, 80
    polias, 80
    principais lesões, 8
    rupturas, 78
      tendíneas, 78
    sinovites, 78
    tendinopatias, 78
    tendinoses, 78
    tenossinovites, 77
Membro(s) Inferior (es)
  LER/DORT nos, 8, 85-122
    coxa, 86
    joelho, 96
    panturrilha, 96
    pé, 106
    perna, 96
    principais lesões, 8

quadril, 86
regiões mais acometidas dos, 8
regiões, 86
  glúteas, 86
  ilíacas, 86
  inguinais, 86,
  pubianas, 86
tornozelo, 106
Membro(s) Superior (es)
  estudo de casos em, 125-137
    material e métodos, 125-137
      dados estatísticos, 125
      incidências, 134
      regiões mais afetadas, 128
      tratamentos empregados, 134
  LER/DORT nos, 7, 8, 43-83
    antebraço, 62
    braço, 44
    cintura escapular, 44
    cotovelo, 62
    mão, 76
    ombro, 44
    principais lesões, 7
    punho, 69
    regiões mais acometidas dos, 7
Método(s) Diagnóstico(s)
  por imagens, 37-41
    cintilografia, 40
    Doppler colorido, 38
    ecografia, 37
    power Doppler, 38
    radiografias, 39
    RM, 41
    TC, 39
    US, 37
Mialgia
  tensional, 10
  cervical, 10
Miosite(s)
  antebraço, 66
  braço, 58
  cintura escapular, 58
  cotovelo, 66
  do extensor comum, 67*f*
    dos dedos, 67*f*
      pós-trauma no antebraço, 67*f*
  fibrótica, 59*f*
  ombro, 58
Músculo(s)
  terminologia atual, 29

N

Nervo
  interósseo, 29
    posterior, 29
      síndrome do, 29
  mediano, 30f
    hipoecoico, 30f
    e espessado, 30f
Neuropatia(s), 57, 68
  antebraço, 68
  braço, 57
  cintura escapular, 57
  cotovelo, 68
  coxa, 96
  joelho, 106
  ombro, 57
  perna, 106
  punho, 75
  quadril, 96
  regiões, 96
    glúteas, 96
    ilíacas, 96
    inguinais, 96,
    pubianas, 96
  terminologia atual, 29
    síndrome, 29
      do nervo interósseo posterior, 29
      do pronador redondo, 29
      do túnel cubital, 29
      do túnel do carpo, 29
Nódulo(s)
  antebraço, 68
  císticos, 58, 94, 100, 114
  cotovelo, 68
  de Heberden, 82f
  degenerativo, 82f
    na falange distal, 82f
      do 5° dedo da mão, 82f
  punho, 73
  sólidos, 33f, 58, 61f, 94, 100, 114
    hipoecoico, 61f
      homogêneo, 61f
      isoecoico homogêneo, 33f
  terminologia atual, 30
    císticos, 30
    sólidos, 30

O

Ombro
  artropatia do, 56f
    degenerativa, 56f
  LER/DORT no, 7, 44
    bursites, 53
    capsulites, 55
    cartilagens, 55
      alterações de, 55
    derrames articulares, 53
    iatrogenias, 58
    lesões labrais, 53
    manguito rotador, 44
    miosites, 58
    neuropatias, 57
    nódulos, 58
      císticos, 58
      sólidos, 58
    principais lesões, 7
    síndrome de impacto, 53
    superfícies, 55
      articulações, 56
      corticais ósseas, 55
      ósseas, 55
    tendão, 49, 52
      do bíceps braquial, 49
      do tríceps, 52

P

Panturrilha
  LER/DORT na, 9, 96
    alterações, 105
      articulares, 105
      cartilaginosas, 105
      ósseas, 105
    bursites, 98
    corpos estranhos, 106
    derrames articulares, 97
    entesopatias, 100
    ligamentos, 104
    neuropatias, 106
    nódulos, 100
      císticos, 100
      sólidos, 100
    principais lesões, 9
    retináculos, 105
    rupturas, 101
    sinovites, 97
    tendinopatias, 96
    tendinoses, 96
Paratendinite(s)
  do calcâneo, 22f, 111f

do flexor carpoulnar, 22f, 72f
  do punho direito, 22f
pé, 110
punho, 72
terminologia atual, 22
tornozelo, 110
Pé
  LER/DORT no, 9, 106
    artropatias, 120
    bursites, 114
    corpos estranhos, 121
    derrames articulares, 107
    doença de Haglung, 119
    entesopatias, 112
    fáscia plantar, 120
    fraturas, 118
      de estresse, 118
      ocultas, 118
    lesões ósseas, 118
    nódulos, 114
      císticos, 114
      sólidos, 114
    osteofitoses, 119
    osteonecrose avascular, 119
      de Freiberg, 119
    paratendinites, 110
    peritendinites, 112
    principais lesões, 9
    pseudonódulos, 114
    rupturas, 112
    sesamoidites, 119
    síndrome, 121, 122
      do túnel do tarso, 122
      sinus tarsal, 121
    sinovites, 107
    tendinopatias, 107
    tendinoses, 107
    tenossinovites, 112
Pele
  lesão de, 33
    terminologia atual, 30
Peritendinite(s)
  do punho, 70
Perna
  LER/DORT na, 9, 96
    alterações, 105
      articulares, 105
      cartilaginosas, 105
      ósseas, 105
    bursites, 98
    corpos estranhos, 106

derrames articulares, 97
entesopatias, 100
ligamentos, 104
menisco, 100
neuropatias, 106
nódulos, 100
  císticos, 100
  sólidos, 100
principais lesões, 9
retináculos, 105
rupturas, 101
sinovites, 97
tendinopatias, 96
tendinoses, 96
Pescoço
  síndrome tensional do, 10
Placa(s)
  volares, 28, 80
  mão, 80
  terminologia atual, 28
Polia(s)
  mão, 80
  terminologia atual, 28
Power Doppler
  diagnóstico por, 38
Pronador
  redondo, 29
  síndrome do, 29
Pseudonódulo(s), 68
  antebraço, 68
  cotovelo, 68
  coxa, 94
  pé, 114
  punho, 73
  quadril, 94
  regiões, 94
    glúteas, 94
    ilíacas, 94
    inguinais, 94
    pubianas, 94
  tornozelo, 114
Punho
  LER/DORT no, 8, 69
    articulações, 75
    corpos estranhos, 76
    iatrogenias, 76
    lesão, 73, 75
      de retináculo, 75
      ligamentar, 73
    neuropatias, 75
    nódulos, 73

paratendinites, 72
peritendinites, 70
principais lesões, 8
pseudonódulos, 73
rupturas, 73
sinovites, 73
tendinopatias, 73
tendinoses, 73
tenossinovites, 70

Q

Quadril
   LER/DORT no, 8, 86
      alterações, 90, 93
         cartilaginosa, 93
         da banda iliotibial, 90
         do trato iliotibial, 90
      articulação, 94
      bursites, 86
      derrame articular, 86
      entesopatias, 88
      fáscia lata, 90
      lesões, 94, 96
         de labro, 96
         ósseas, 94
      neuropatias, 96
      nódulos, 94
         císticos, 94
         sólidos, 94
      principais lesões, 8
      pseudonódulos, 94
      rupturas, 92
      sinovite, 86
      tendinopatias, 87
      tendinoses, 87

R

Radiografia(s)
   diagnóstico por, 39
Região(ões)
   LER/DORT nas, 86
      glúteas, 86
      ilíacas, 86
      inguinais, 86,
      pubianas, 86
Retináculo(s)
   alterações do, 69
      antebraço, 69
      cotovelo, 69
   joelho, 105

lesão de, 75
   punho, 75
perna, 105
rupturas, 114
   pé, 114
   tornozelo, 114
terminologia atual, 27
RM (Ressonância Magnética), 2, 37
   diagnóstico por, 41
Ruptura(s), 23
   completa, 24*f*
      do supraespinoso anterior, 24*f*
         na grande tuberosidade do úmero, 24*f*
   coxa, 92
   do bíceps braquial, 52*f*
   do manguito rotador, 47*f*, 48*f*
      completa, 48*f*
         no supraespinoso do ombro, 48*f*
      quase completa, 47*f*
   do semitendinoso, 93*f*
   do supraespinoso, 48*f*
      anterolateral, 48*f*
   do tecido celular, 104*f*
      subcutâneo, 104*f*
   do tendão, 53, 64, 113*f*
      calcâneo, 113*f*
      do bíceps braquial, 64
         distal, 64
      do tríceps, 53, 64
   joelho, 101
   musculares, 66, 93*f*
      do bíceps femoral, 93*f*
   no calcâneo, 111*f*
      antigas, 111*f*
      no terço distal, 111*f*
   no punho, 73
   parcial, 23*f*, 47*f*, 59*f*, 92*f*
      do manguito rotador, 23*f*, 59*f*
         do supraespinoso posterior, 23*f*
      do músculo iliopsoas, 92*f*
      do tendão, 47*f*
         do supraespinoso, 47*f*
   pé, 112
      ligamentares, 114
      musculares, 113
      retináculo, 114
      tecido celular, 113
         subcutâneo, 113
      tendíneas, 112
   perna, 101
   quadril, 92

regiões, 92
  glúteas, 92
  ilíacas, 92
  inguinais, 92
  pubianas, 92
tendíneas, 78, 104*f*
  do quadríceps, 104*f*
  na mão, 78
tornozelo, 112
  ligamentares, 114
  musculares, 113
  retináculo, 114
  tecido celular, 113
    subcutâneo, 113
  tendíneas, 112
  trauma com, 105*f*
    na face pré-tibial, 105*f*

S

Seroma
  pós-queda, 60*f*
    da mesma altura, 60*f*
Síndrome(s)
  da fibromialgia, 10
  da intersecção, 23
    do antebraço, 23
  do canal de Guyon, 30
  do desfiladeiro torácico, 30
  do impacto, 53, 55*f*
  do nervo interósseo, 29
    posterior, 29
  do pronador redondo, 29
  do túnel, 29, 30*f*, 78*f*, 122
    cubital, 29
    do carpo, 29, 30*f*, 78*f*
    do tarso, 122
  miofascial, 9
  sinus tarsal, 121
  tensional, 10
    do pescoço, 10
Sinóvia(s)
  articular, 25*f*
  do ombro, 24*f*
    líquido deslocando a, 108*f*
      anecoico, 108*f*
    terminologia atual, 24
      sinovite, 24
Sinovite(s)
  acromioclavicular, 24*f*, 57*f*
    do ombro, 57*f*

    derrame com, 57*f*
  grande, 24*f*
antebraço, 63
cotovelo, 63, 64*f*
  posterolateral, 64*f*
coxa, 86
coxofemoral, 87*f*
joelho, 97, 98*f*
  anteromedial, 98*f*
mão, 78
metacarpofalangiana dorsal, 25*f*, 79*f*
  do 2º dedo, 79*f*
  do 3º dedo da mão, 25*f*
    moderada, 25*f*
pé, 107
  tarsometatarsiana anterior, 109*f*
    do hálux, 109*f*
pequena, 25*f*
  metacarpo radial dorsal, 25*f*
    do punho direito, 25*f*
perna, 97
punho, 73
quadril, 86
regiões, 86
  glúteas, 86
  ilíacas, 86
  inguinais, 86,
  pubianas, 86
terminologia atual, 24
tornozelo, 107
  fibulotalar, 108*f*
    anterior, 108*f*
  tibiotalar medial, 108*f*
    posterior, 108*f*
Superfície(s)
  corticais ósseas, 55
  ósseas, 55

T

TC (Tomografia Computadorizada)
  diagnóstico por, 39
Tendão(ões)
  do bíceps braquial, 49, 63
    distal, 63
      ruptura, 63
      tendinopatia, 63
      tendinose, 63
    luxação, 52
    ruptura, 52
    subluxação, 52

tendinopatia, 49
  fibrótica, 49f
tendinose, 49
do tríceps, 52, 64
  entesopatia, 52
  ruptura, 53, 64
  tendinopatia, 52, 64
  tendinose, 52, 64
terminologia atual, 18
  paratendinite, 22
  peritendinopatia, 19
  ruptura, 23
  síndrome, 23
    da intersecção do antebraço, 23
  tendinopatia, 18
  tendinose, 18
  tenossinovite, 19
Tendinopatia(s)
  calcárea, 17f, 19f, 46f
    no supraespinoso, 17f, 19f, 46f
  coxa, 87
  crônica, 16f, 89f
    fibrótica, 16f, 89f
      do glúteo mínimo, 89f
      do iliopsoas, 89f
      do supraespinoso, 16f
  do bíceps, 49
    braquial, 49
  do tendão, 52, 63
    do bíceps braquial, 63
      distal, 63
    do tríceps, 52, 64
  epicondilites, 62
  fibróticas, 19f, 20f, 45f, 49f, 50f
    do bíceps femoral, 20f
    no bíceps braquial, 45f, 49f, 50f
      tenossinovite com, 50f
    no ombro direito, 19f
      do bíceps braquial, 19f
      do subescapular, 19f
    subescapular, 45f
  joelho, 96
  manguito rotador, 44
  mão, 78
  pé, 107
  perna, 96
  punho, 73
  quadril, 87
  regiões, 87
    glúteas, 87
    ilíacas, 87
    inguinais, 87
    pubianas, 87
  tenossinovite volumosa com, 51f
    do cabo longo, 51
      do bíceps braquial, 51f
  terminologia atual, 18
  tornozelo, 107
Tendinose
  coxa, 87
  do bíceps, 49
    braquial, 49
  do calcâneo, 110f
  do extensor carporradial, 18f
    breve, 18f
      no cotovelo direito, 18f
  do patelar, 97f
  do supraespinoso, 45f
  do tendão, 52, 63
    do bíceps braquial, 63
      distal, 63
    do tríceps, 52, 64
  epicondilites, 62
  joelho, 96
  manguito rotador, 44
  mão, 78
  pé, 107
  perna, 96
  punho, 73
  quadril, 87
  regiões, 87
    glúteas, 87
    ilíacas, 87
    inguinais, 87
    pubianas, 87
  terminologia atual, 18
  tornozelo, 107
Tenossinovite(s)
  com tendinopatia, 50f
    fibrótica, 50f
      do bíceps braquial, 50f
  de De Quervain, 70f
  do cabo longo, 20f, 50f, 51f
    do bíceps braquial, 20f, 50f, 51f
      no ombro esquerdo, 20f
      volumosa, 51f
  do punho, 70
  dos extensores, 21f, 71f, 77f, 112f
    do 1º dedo, 21f
      na região metacarpiana
        volar, 21f
        da mão, 21f

do 3º dedo, 71f, 77f
  do punho, 71f
  sem fluxo ao Doppler colorido, 77f
do 3º e 4º dedos, 21f
  do punho, 21f
do 4º pododáctilo, 112f
  no mediopé, 112f
  no retropé, 112f
dos flexores, 71f, 76f
  do 3º dedo da mão, 76f
    profundo, 76f
    superficial, 76f
  longo, 71f
    do polegar, 71f
  palmar, 72f
    longo, 7f
mão, 77
pé, 112
punho, 70
terminologia atual, 19
tornozelo, 112
Tornozelo
  LER/DORT no, 9, 106
    artropatias, 120
    bursites, 114
    corpos estranhos, 121
    derrames articulares, 107
    doença de Haglung, 119
    entesopatias, 112
    fraturas, 118
      de estresse, 118
      ocultas, 118
    lesões ósseas, 118
    nódulos, 114
      císticos, 114
      sólidos, 114
    osteofitoses, 119
    osteonecrose avascular, 119
      de Freiberg, 119
    paratendinites, 110
    peritendinites, 112
    principais lesões, 9
    pseudonódulos, 114
    rupturas, 112
    sesamoidites, 119
    síndrome, 121, 122
      do túnel do tarso, 122
      sinus tarsal, 121

sinovites, 107
tendinopatias, 107
tendinoses, 107
tenossinovites, 112
Túnel
  cubital, 29
    síndrome do, 29
  do carpo, 29, 30f
    síndrome do, 29, 30f

U

US (Ultrassonografia), 2, 37
  alterações encontradas na, 18
    principais, 18
    tendões, 18
  imagens básicas da, 14
    definição das, 14
      anecogênica, 14
      anecoica, 14
      ecogênica, 15
      ecoica, 15
      hiperecogênica, 15
      hiperecoica, 15
      hipoecogênica, 15
      hipoecoica, 15
      isoecogênica, 15
      isoecoica, 15
      mista, 17
  terminologia atual, 18
    bursas, 26
    capsulites, 27
    enteses, 27
    fáscias, 29
    labros, 28
      do ombro, 28
      do quadril, 28
    lesão de pele, 33
    músculos, 29
    neuropatias, 29
    nódulos, 30
      císticos, 30
      sólidos, 30
    placas volares, 28
    polias, 28
    retináculos, 27
    sinóvias, 24
    tendões, 18